Petra Neumayer

Gesundheit in Balance

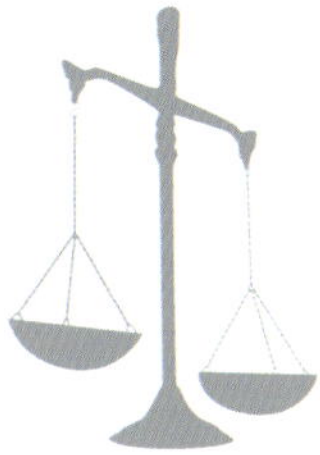

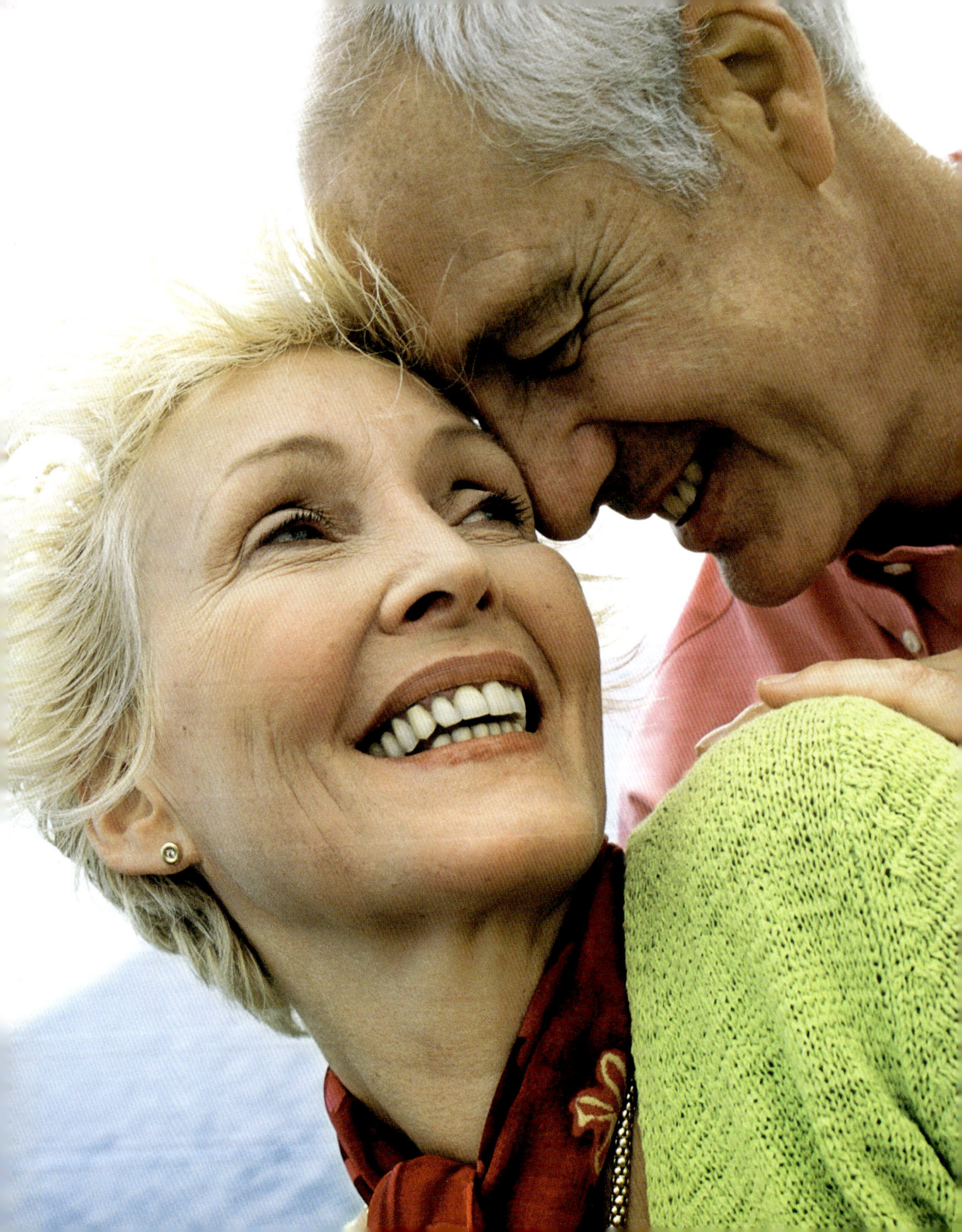

Petra Neumayer

Gesundheit in Balance

Wie Sie Ihren Säure-Basen-Haushalt ins Gleichgewicht bringen

LEBENSBAUM VERLAG

Bibliografische Information der Deutschen Bibliothek
Die Deutsche Bibliothek verzeichnet diese Publikation in der Deutschen Nationalbibliografie; detaillierte bibliografische Daten sind im Internet über http://dnb.ddb.de abrufbar.

Neumayer, Petra:
Gesundheit in Balance / Neumayer, Petra - 2. Auflage -
Bielefeld : J. Kamphausen GmbH, 2005
ISBN 3-928430-45-9

Lektorat: Dr. Anja Schemionek, Freiburg

Gestaltungskonzeption, Umschlaggestaltung, Innenlayout und Illustrationen: Stephan Kohlmus - agentur spaceloop, Freiburg

Abbildungen: agentur spaceloop Seite 1, 8, 16, 21, 24, 27, 44, 45, 46, 47, 49, 50, 51, 52, 53, 59, 60, 64, 65, 66, 67, 72, 77, 88, 90, 92, 94, 96, 98, 100, 103; E&M Vital Seite 71, 72, 76; Koha Verlag Seite 56; pixelquelle.de Seite 50, 61, 64;

Herstellung und Druck: Lindauer Druckerei Eschbaumer GmbH & Co., Lindau

Hinweis für die Leser

Die Autorin hat bei der Erstellung dieses Buches mit Sorgfalt recherchiert und nur seriöse Quellen herangezogen und verglichen. Dennoch können Verlag und Autorin keinerlei Haftung für etwaige Schäden übernehmen, die sich aus der praktischen Umsetzung der in diesem Buch vorgestellten Anwendungen ergeben. Jeder Leser sollte in eigener Verantwortung entscheiden, wie er mit den Informationen dieser Publikation umgeht. Nehmen Sie die Warnungen im Text nicht auf die leichte Schulter und versuchen Sie auf keinen Fall, ernsthafte Erkrankungen selbst zu behandeln. Lediglich auf der Grundlage einer genauen Diagnose, die nur ein erfahrener Arzt oder Heilpraktiker stellen kann, können Beschwerden erfolgreich therapiert werden.

Inhalt

Vorwort

Liebe Leserinnen und Leser,
in der westlichen Welt hat sich die Schulmedizin im Verlauf des letzten Jahrhunderts immer mehr vom Wissen um die feinen Nuancen der inneren Balance abgewandt. Oft werden Symptome und nicht Ursachen behandelt.
Dabei kann es so einfach sein, seinen Organismus in Balance zu halten. Vielen sogenannten Zivilisationskrankheiten kann vorgebeugt werden, wenn man nur ein wenig in sich hinein hört und die Zeichen, welche uns unser Körper gibt, auch ernst nimmt.
Diese Erfahrungen habe ich in den letzten 15 Jahren gemacht, in denen ich mich umfassend mit den Methoden der Naturheilkunde beschäftige. Anfangs als allgemein Interessierte, später mit dem Focus auf eine der wichtigsten körpereigenen Grundregulationen - dem „Säure-Basen-Haushalt".
In über 10jähriger Zusammenarbeit mit Allgemeinmedizinern, Heilpraktikern und Therapeuten, sowie durch Erfahrungen, die ich am eigenen Leib machen musste, hat sich herauskristallisiert, dass die Balance zwischen Säuren und Basen im menschlichen Körper der Schlüssel zu Gesundheit, Vitalität und schönem, weil gesundem, Aussehen ist.
In diesem Buch finden Sie, liebe Leserin und lieber Leser, eine leicht verständliche und doch umfangreiche Einführung in die komplexen Zusammenhänge unseres Körpers. Und zahlreiche Tipps und Tricks, mit denen Sie im Alltagsleben ohne viel Aufwand einfach besser in Balance bleiben können.
Ich wünsche Ihnen viel Vergnügen und bleiben Sie gesund!

Ihre *Bernadette Ensfellner*
St. Marien im Februar 2005

Einführung

Moderne Ernährung - kritisch betrachtet

„Deine Nahrung soll deine Medizin sein"

Hippokrates (324-469 v.Chr.)

Mehr als zwei Jahrtausende sind vergangen seit Hippokrates diesen Satz sagte und leider ist der weise Ausspruch des griechischen Heilkundigen zurzeit weiter von seiner Erfüllung entfernt als jemals zuvor: Unser Nahrung macht uns heute eher krank als gesund!
Denn was kommt bei den meisten Menschen in der westlichen Welt so auf den Tisch?
Zum Frühstück Brot mit Marmelade, dazu Kaffee oder schwarzer Tee. Mittags dann Fleisch und Wurst mit gekochtem Gemüse, Nudeln, Reis oder Kartoffeln, und als Getränke Limo oder Cola und wieder Kaffee. Und am Nachmittag etwas Kuchen oder ein Schokoriegel mit Kaffee. Und abends gibt es dann vielleicht noch Erdnüsse und Chips mit Bier, Wein oder gar noch Schnaps. – Kommt Ihnen das hier und da bekannt vor?
Schauen Sie genau hin: All diese Dinge haben eins gemeinsam: Sie sind keine Lebensmittel im eigentlichen Sinne mehr, denn sie sind verarbeitet, gebacken, gekocht, gebraten, vergoren und so wurde das Leben aus ihnen herausgetrieben. Sie sind nur noch denaturierte, energielose Nahrung. Und wenn wir vor allem diese denaturierte Nahrung zu uns nehmen, dann fehlt unserem Körper immer mehr Leben.

Doch der Körper versucht das Beste daraus zu machen. Leider muss unser Stoffwechsel beim Verdauen dieser denaturierten Nahrungsmittel eine Unmenge an Säuren produzieren und genau diese Säuren belasten unseren

Organismus sehr. Vielleicht haben Sie es ja schon am eigenen Leib erfahren durch Sodbrennen und saures Aufstoßen? Und genau diese Säuren sind schlecht für unseren Organismus. Wir werden müde und schlapp - und am Ende sogar krank.

Aber unser Alltag verlangt uns meist zu viel ab, um noch bewusst auf unsere Ernährung achten zu können. Berufstress, zu wenig Bewegung, die Lust auf kleine Sünden und dann kommt gesunde und bewusste Ernährung zu kurz. Fazit: Unser „hochzivilisierter" und denaturierter Lebensstil lässt uns völlig aus unserer Balance fallen und unserem lebenswichtigen Säure-Basen-Haushalt wird enorm viel abverlangt! Wir nehmen einerseits zu viele säurebildende Nahrung zu uns und andererseits zu wenig ausgleichende, basenbildende, pflanzliche Spurenelemente, Vitamine und Mineralstoffe. Im Endeffekt führt uns unsere denaturierte Nahrung und die daraus entstehenden Säuren direkt in die so genannten Zivilisationserkrankungen, wie zum Beispiel Zuckerkrankheit, Herzprobleme, Allergien und vieles mehr.

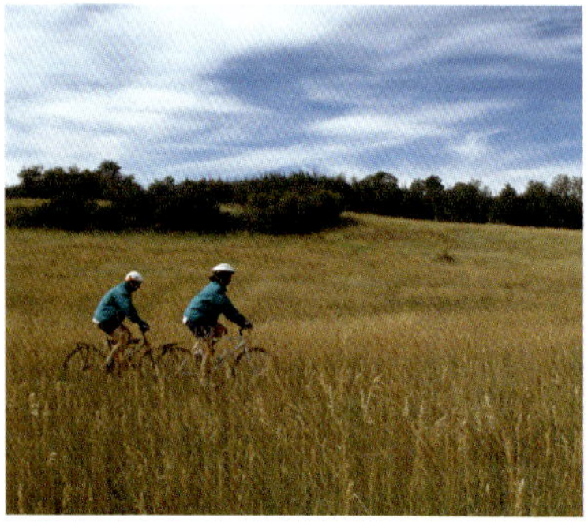

Info

Pflanzen sind vom Milieu des Bodens abhängig. Ist er reich an Nährstoffen, dann gedeihen sie prächtig. Enthält er schädliche Substanzen, bleibt die Pflanze klein und kümmert vor sich hin. Beim Mensch ist es ähnlich: Das innere Milieu ist von den zugeführten Nährstoffen abhängig. Mangelt es an wertvollen Nährstoffen oder wird zu viel Schädliches „genossen", dann macht uns das krank.

Die moderne Ernährungsforschung belegt es immer wieder aufs Neue: So wie denaturierte Nahrung uns krank machen kann, so kann frisches, lebendiges Essen uns gesund erhalten oder wieder gesund werden lassen. Jeden Tag können Sie es irgendwo lesen!

Wer diese Zusammenhänge kennt und ernst nimmt, der kann jeden Tag ganz einfach viel für seine Gesundheit und sein Wohlbefinden tun: Bringen Sie wieder Leben in Ihr Essen! Frisches, leckeres Gemüse, Salate, Obst und frisch gepresste Säfte machen uns munter und schützen uns vor den krankmachenden Säuren.

Sie essen die Sonne und die frische Luft, in denen die Pflanzen draußen gewachsen sind, sozusagen mit, das bringt Schwung in Bauch und Kopf, jedes einzelne Organ Ihres Körpers profitiert von lebendiger Kost! Das A und O für ein vitales Leben sind gesunde, knackig frische Mahlzeiten!

Wenn unsere Teller wieder Frisches bieten, dann kommt die Lust auf Leben wieder, wir fühlen uns pudelwohl und schaffen den stressigen Alltag wieder leicht - mit Freude und neuem Schwung für die täglichen Anforderungen!

Wie Sie Ihre krankmachenden Säuren aus Ihrem Körper herausschleusen können und viele Tipps und Tricks für die praktische Umsetzung von lebendigem Essen präsentieren wir Ihnen auf den nächsten Seiten dieses Buches. Dann werden Sie genau wissen, wie Sie den Säuren langfristig ein Schnippchen schlagen können und Ihre Gesundheit, Ihr Wohlbefinden und Ihre gute Laune zurückgewinnen können.

Freuen Sie sich auf die neue Energie und spüren Sie, wie sich eine „Gesundheit in Balance" anfühlen kann!

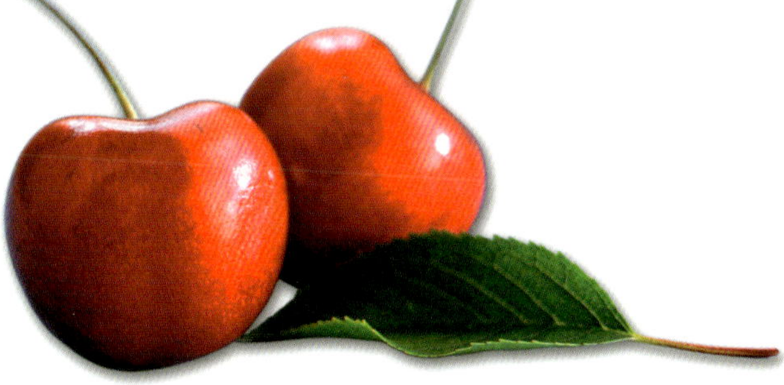

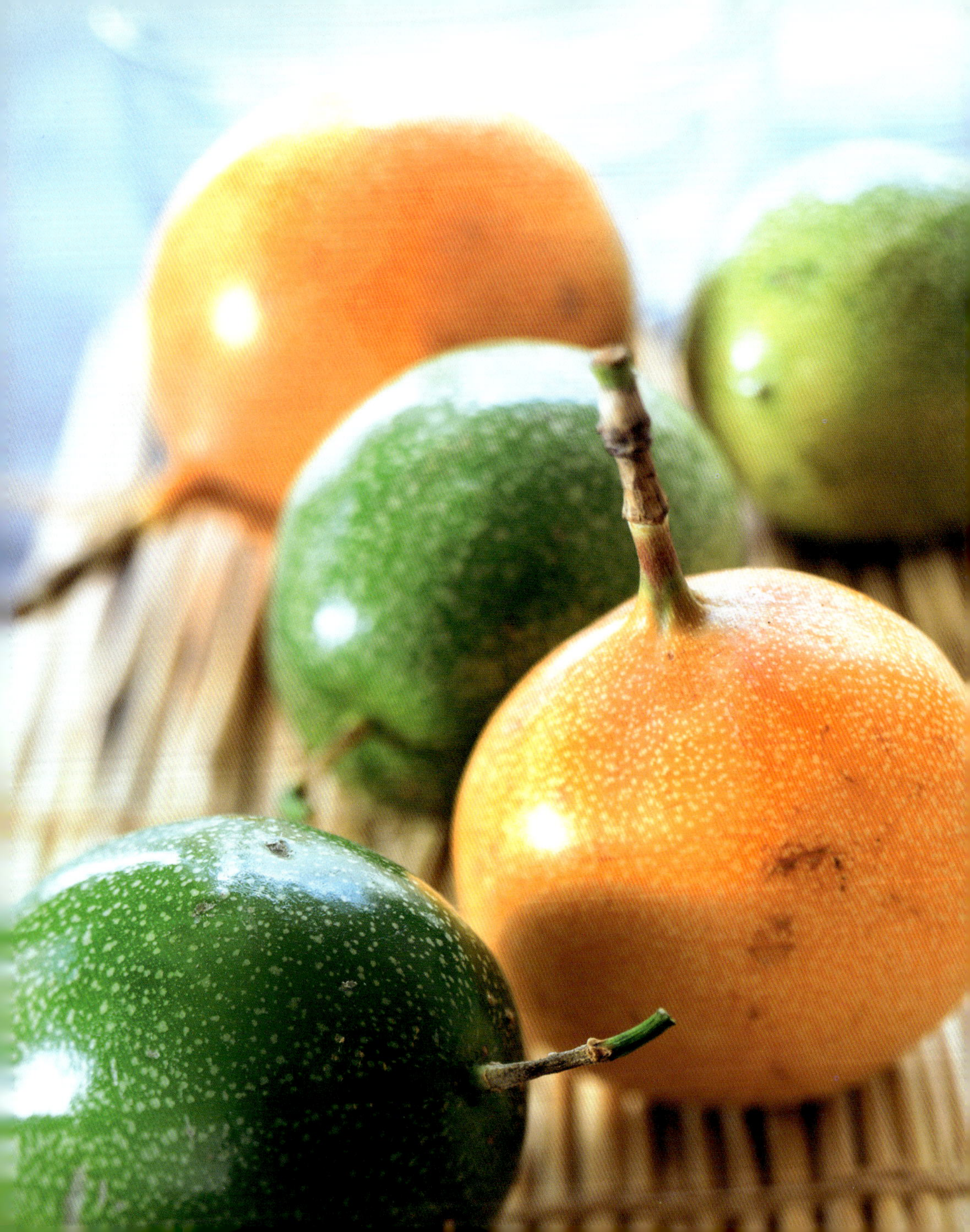

Kapitel 1

Unser Säure-Basen-Gleichgewicht – aus der Balance geraten

Wo kommen die vielen Säuren her?

Es ist ganz normal, dass im menschlichen Körper Säuren vorkommen. Die Probleme beginnen erst, wenn es zu viele werden, denn dann sind die Selbstregulationsmechanismen überfordert und der Körper muss die Säurelast regelrecht bekämpfen. Und genau in diese Situation führt eine „moderne" Ernährung und Lebensweise, in die uns der hektische Alltag leider viel zu oft hineinführt: Fertiggerichte und viele tierische Nahrungsmittel werden verzehrt, wie Fleisch, Schinken, Wurst, Milch und Erzeugnisse aus Milch, wie Käse oder Joghurt – alle gelten als Säurebildner. Ebenso alle Produkte aus den herkömmlichen Getreidesorten Weizen, Roggen, Hafer, Gerste und Reis. Große Säurebildner sind Nahrungsmittel, die aus dem so genannten Auszugsmehl oder Weißmehl gemacht werden, wie zum Beispiel Weißbrot und Brötchen. Genauso verursacht Zucker im Körper viele Säuren. Zucker wird den Tag über meist in großen Mengen genossen!

In Marmelade, Schokoaufstrichen, in Fertiggerichten, sogar in Wurst oder Käse wird Zucker zugesetzt. Und natürlich ist er in jeder Form von Süßigkeit – auch in manchen der vielgepriesenen Müsliriegeln. Schauen Sie beim Einkaufen mal auf die Zutatenlisten!

Im Anhang dieses Buches finden Sie eine hilfreiche Liste von Lebensmitteln und ihrer Tendenzen im Körper Säuren zu bilden.

Und all diese Säurebildner werden von uns auf dem Teller auch noch bunt gemischt, das belastet auf Dauer den Darm, und wenn Gesundes dabei ist, kann das die Säuren nicht aufhalten. Und mit all dem noch nicht genug: Alles wird erhitzt, gekocht, gebraten, gebacken, pasteurisiert, verarbeitet. Da kann selbst gesundes Gemüse zum Säureproduzenten werden.

Und oft werden unsere Mahlzeiten vor dem Essen wieder aufgewärmt - in der Mikrowelle, das geht so schön schnell. Oder der Mittagstisch in Restaurants und Kantinen: Über einen langen Zeitraum wird das Essen warmgehalten, damit die Gäste nicht lange warten müssen, denn Zeit ist heutzutage leider oft Mangelware. So wird das säurebildende Essen noch minderwertiger, denn die enthaltenen Vitamine gehen dadurch verloren. Die Zugabe von Geschmacks- und Konservierungsstoffen gibt den Speisen den Rest: Unser Essen ist denaturiert. Es enthält kein Leben mehr. Stattdessen produziert es im Körper Säuren.

„Der Mensch ist, was er isst."

Paracelsus

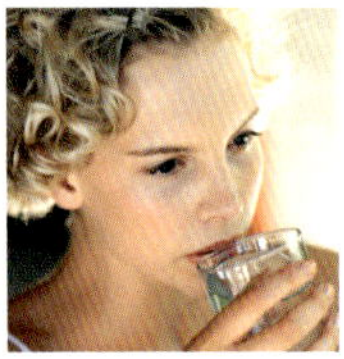

Hinzu kommt, dass die meisten Menschen zu wenig trinken. Und das, was getrunken wird, enthält häufig Zucker, Alkohol oder Koffein und kann unserem Körper damit schaden. Auch muss das Essen heutzutage oft schnell gehen, die Folge: Es wird zu wenig gekaut, aber die Verdauung beginnt schon im Mund! Hier wird bereits der erste Schritt ausgelassen und der Körper muss viel Säure im Magen produzieren, um diesen fehlenden Schritt auszugleichen. Im Darm geht es weiter: Der Nahrungsbrei kann nicht normal verdaut werden, sondern geht in Gärung über. Im Darm entsteht ein ungesundes Milieu, häufig gefolgt von Darminfektionen durch Pilze oder Bakterien, die des dem Verdauungstrakt noch schwerer machen, den Körper gut zu versorgen. Außerdem entstehen bei der Zersetzung des Darminhalts Gifte. Diese Stoffe können durch die Darmwand in Blut und Lymphe gelangen, besonders dann, wenn der Darm unter Verstopfung leidet. Sie werden zur Leber transportiert und belasten Blut, Nervensystem und Leber. Schließlich durchdringen sie die Leberbarriere und erreichen so die Körperzellen und führen dort langsam zu einer schleichenden Vergiftung.

Gifte im übersäuerten Darm
Alkohole, Amine (Skatole, Indole), Wasserstoff, Schwefelsäure, Ammoniak und Methan

Und nicht zuletzt kommen bei vielen Menschen Stress, Rauchen, Umweltverschmutzung, wenig Bewegung oder übertriebenes Training, das zu Muskelkater führt (anaerobes Training) und zu wenig frische Luft als ungesunde Belastungen noch hinzu. Ist es da ein Wunder, dass viele Menschen das Gefühl haben ausgepowert zu sein? Aber Sie können etwas dagegen tun!

Die großen Säureverursacher

- *Denaturierte Nahrung*
- *Genussmittel*
- *Umweltgifte*
- *Stress, Ärger, Hektik*
- *Bewegungsmangel*
- *wenig frische Luft*
- *Anaerobe Sportarten*
- *Gärung und Fäulnis im Darm*

Wie „sauer" sind Sie?

Was sind denn eigentlich die Säuren, von denen hier immer die Rede ist? Es geht nicht um die Geschmacksrichtung sauer, die jeder kennt. Gemeint sind Säuren, die bei der Verdauung und im Stoffwechsel des Körpers entstehen.

Mit einem gewissen Maß an Säuren wird unser Organismus fertig. Er produziert sie ja sogar selbst, auch ohne Nahrung. Zum Beispiel durch den Abbau verbrauchter Zellen entsteht Säure (Harnsäure), ebenso bei jeder Muskelaktivität (Milchsäure). Der Körper kann diese Säuren „neutralisieren" und damit unschädlich machen. Man sagt: Der Körper kann die Säuren „abpuffern". Und das tut er mit Basen, das sind Mineralien, die z.B. Kalzium, Kalium oder Magnesium enthalten und die über die Nahrung aufgenommen werden müssen. Und so pendelt sich im Körper normalerweise ein Gleichgewicht ein: Das Säure-Basen-Gleichgewicht. Es ist eine der wichtigsten Grundregulationen des menschlichen Körpers! Wenn hier etwas nicht stimmt, gerät der Organismus aus der Balance und wird krank. Und genau das passiert durch die säurebildende Nahrung: Es entstehen zu viele Säuren, zudem erhält der Körper durch diese Nahrung zu wenig Mineralien, daher hat er nicht genug Basen zum Neutralisieren und schon ist das Säure-Basen-Gleichgewicht gestört!

Beispiele für Säuren

- *Fleischverzehr produziert Harnsäure*
- *Kaffee bringt Chlorogensäure in den Körper*
- *Denaturierte Nahrungsmittel erzeugen Salpetersäure*
- *Zucker erzeugt Essigsäure im Stoffwechsel*

INFO Wie merke ich, dass ich übersäuert bin?

Es gibt eine ganze Menge erster Anzeichen, die auf eine Übersäuerung hindeuten, z. B. Reizbarkeit, Lustlosigkeit, Müdigkeit, Nervosität, saures Aufstoßen, Haarausfall, fahle Gesichtsfarbe, Hautunreinheiten, Cellulite, Ödeme, Fettpölsterchen oder Muskelkrämpfe.

pH - Wert
pH ist die Abkürzung für „potentia hydrogenii" und zeigt, wie stark sauer etwas ist.
Dabei steht der pH - Wert 0 für sehr stark sauer, der pH - Wert 14 für sehr stark basisch. Der pH - Wert 7 ist neutral. Reines Wasser hat den pH - Wert 7

Ob man übersäuert ist, kann man im Speichel, im Urin und auf der Haut messen, denn dort scheidet der Körper überschüssige Säuren aus. Mithilfe von Indikatoren können wir den so genannten pH-Wert dieser Körperflüssigkeiten bestimmen. Je nach Säuregehalt verfärben sich die pH - Indikatoren und zeigen so an, ob wir übersäuert sind. Indikatoren können Sie in der Apotheke kaufen oder im Internet bestellen.

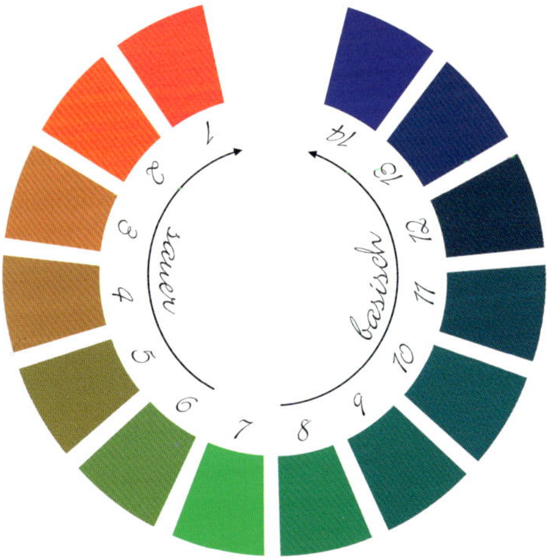

Verschiedene pH-Werte im menschlichen Körper

	pH-Wert
Blut	7,37 - 7,43
Magensaft	1,0 - 3,0
Speichel	7,0 - 7,5
Galle	7,4 – 7,7
Darmflüssigkeit	8,0
Harn	4,8 – 7,5
Muskeln	6,9

pH - Test im Speichel

Der Speichel (pH 7,0-7,5) ist normalerweise neutral bis leicht basisch. Vor einem Speichel – pH - Test ist es notwendig zwei Stunden nichts zu essen oder zu trinken. Nur reines Wasser ist erlaubt, jedoch kein Mineralwasser, denn das ist sauer und verfälscht die Messung. Für einen Speicheltest geben Sie etwas Speichel mit einem sauberen Löffel auf ein Indikatorpapier. Anhand der Verfärbung des Papiers können Sie Ihren Säure-Basen-Status ablesen. Diesen Test führen Sie am besten an mehreren Tagen hintereinander durch, um aussagekräftige Werte zu erhalten.

pH-Wert 6,0 oder niedriger

Dieses Ergebnis zeigt einen hohen Übersäuerungsgrad und lässt möglicherweise auf einen ernsten Mineralstoffmangel schließen. Wenn Sie Erkrankungen vorbeugen wollen, sollten Sie dringend Gegenmaßnahmen ergreifen. Und außerdem: Ab einem pH-Wert von 5,5 und niedriger wird sogar der Zahnschmelz angegriffen. Ihr Zähne verlieren ihren natürlichen Schutz und Karies sind Tür und Tor geöffnet! Tun Sie etwas dagegen!

pH-Wert 6,0 - 6,5

Dieser pH-Wert zeigt eine mäßig hohe Übersäuerung Ihres Körpers an. Sie haben vermutlich einen deutlichen Mineralstoffmangel, der aber nicht akut bedrohlich ist. Es ist für Sie sehr empfehlenswert mit basischen Anwendungen zu beginnen.

pH-Wert 6,5 - 7,0

Nach diesem Wert zu urteilen haben Sie eine mittelgradige Übersäuerung und Mineralstoffmangel, beides können Sie sehr gut mit geringem Aufwand beseitigen.

pH-Wert 7,0 - 7,5

Dieser Wert zeigt deutlich, dass Ihre Mineralstoffdepots ausgeglichen sind.

Der Urin – pH - Test

Die Messung des Säure-Basen-Status über den Urin ist eine aussagekräftige Methode, wenngleich ein bisschen aufwändig. Denn eine einzelne Messung sagt noch nichts aus, weil die Säureausscheidung des Körpers einem bestimmten Rhythmus unterliegt: Pro Tag kommt es natürlicherweise jeweils zu zwei Säure- und Basenfluten, die kann man messen.

Daher sollten Sie die Urintests an mehreren Tagen hintereinander durchführen und von den Ergebnissen Kurven zeichnen, die Sie dann miteinander vergleichen können. Zur ersten Bestimmung Ihres Säure-Status sollten Sie am Tag der Messung keine Zwischenmahlzeiten oder basischen Mineralien einnehmen, denn das verfälscht das Ergebnis. Folgende fünf Tests sollen an diesem Tag zu verschiedenen Tageszeiten gemacht werden: Morgens direkt nach dem Aufstehen (Ersthharn), im Verlauf des Vormittags, mittags, nachmittags und abends etwa gegen 18.00 Uhr.

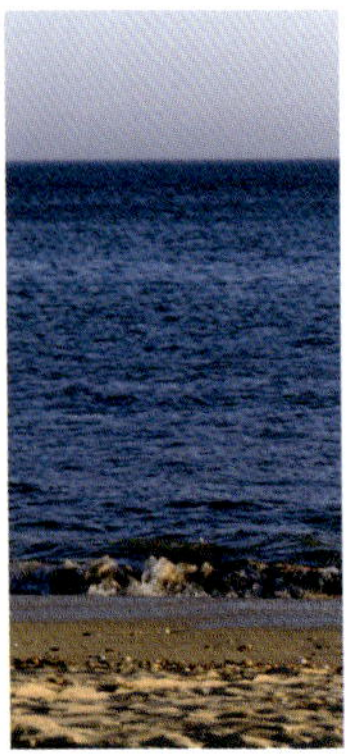

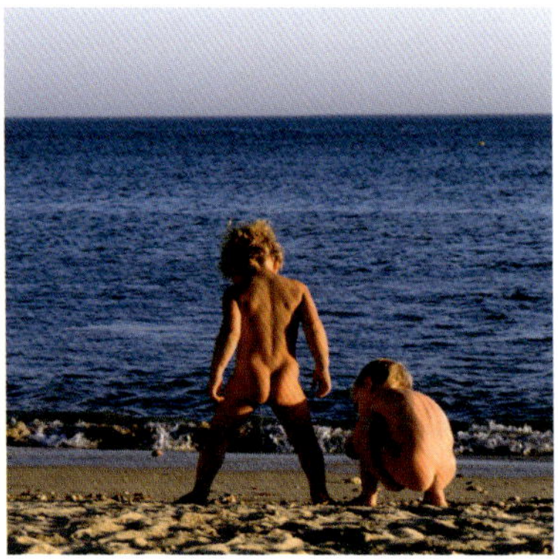

Testen Sie so eine Woche lang über den Tag verteilt Ihren Urin und vergleichen Sie die entstehenden Kurven. Kommen Sie in dieser Woche nie in den basischen Bereich, dann ist eine schwere Übersäuerung zu befürchten. Aber auch wenn der Urin nie in den sauren Bereich fällt, ist Gefahr in Verzug. Es zeigt an, dass die Gewebezellen massiv ihre Basen abgeben, um die bestehende Übersäuerung ins Gleichgewicht zu bringen. Dadurch sterben die Zellen jedoch langsam ab, ernste Krankheiten sind die Folge! Sprechen Sie in dem Fall sofort mit einem erfahrenen Therapeuten!

Der Toxikator – pH - Messung auf der Haut

Der Toxikator ist ein Stift, den Sie in der Apotheke oder im Internet bekommen. Er sieht ähnlich aus wie ein Fettlippenstift. Man zieht mit ihm vier Striche in der Ellenbeuge (auf kosmetisch unbehandelter Haut, das letzte Waschen oder Eincremen muss mindestens fünf Stunden her sein) und liest dann anhand der Verfärbung das aktuelle Säure-Basen-Verhältnis ab. Im Gegensatz zum Harn-Selbsttest zeigt hier bereits ein einziges Ergebnis den aktuellen Säure-Basen-Status an, denn der pH-Wert der Haut korreliert mit dem des Gewebes. Als so genannte „dritte Niere“ zeigt die Haut schnell an, wenn sich im Unterhautbindegewebe der Säure-Basen-Status verändert hat. Das macht die Haut zu einem guten Indikator des Stoffwechselgeschehens.

So funktioniert der Toxikator - Selbsttest:
Nachdem Sie in der Armbeuge viermal auf derselben Stelle mit dem Stift über die Haut hin und her gestreift sind, verfärbt sich die Indikatorstreifen auf der Haut zunächst in Hellblau. Die Zeit, die ab jetzt verstreicht, bis eine Verfärbung ins Rosarote stattfindet, gibt Auskunft über den Säure-Basen-Status:

Nach 10 Sekunden	*Sehr leichter Säureüberschuss*
Nach 30 Sekunden	*Leichter Säureüberschuss*
Nach 60 Sekunden	*Mittlerer Säureüberschuss*
Nach 3 Minuten	*Schwerer Säureüberschuss*
Nach 5 Minuten	*Sehr schwerer Säureüberschuss*

Mit etwas Hautöl und einem Wattebausch können Sie den verfärbten Streifen abnehmen.

Die Folgen für unsere Körperzellen

Nun wissen Sie, wie stark Sie übersäuert sind. Und jetzt werden Sie vielleicht denken „Wieso ist das so schlecht für den Organismus? Mein Körper ist doch auf Säuren eingerichtet und etwas mehr davon kann doch nicht so schlimm sein?"

Was ist eigentlich Schlacke? Stoffwechselabfallprodukte bezeichnet der Volksmund als „Schlacke". Verschlackte Zellen, von denen so häufig die Rede ist, hat sicher noch kein Wissenschaftler unter seinem Mikroskop gesehen! Wir sprechen allgemein von Schlacken und meinen damit festgehaltene, bereits neutralisierte Säuren. Aber auch andere Stoffe (Gifte, Schwermetalle etc.) gehören zu den Schlacken: Alles, was der Körper nicht verarbeiten und ausscheiden kann und daher im Binde- oder Fettgewebe deponiert. Auch Nieren, Blasen- oder Gallensteine sind eine Folge von übermäßiger Verschlackung und Übersäuerung.

Vielleicht ist es noch nicht schlimm, aber das kann sich ändern. Denn unser Körper versucht sich von den Säuren zu befreien. Hat er nicht genug basische Mineralien durch die Nahrung bekommen, dann benutzt er seine eigenen Basendepots. Und das sind zum Beispiel unsere Knochen und Sehnen, die Haut, die Zähne, die Nägel und der Haarboden. Die ersten Folgen sind Karies, Probleme mit Knochen und Gelenken, schlaffes Gewebe, Muskelkrämpfe, Haarausfall und Nagelverformungen. Denn eigentlich brauchen wir Mineralien aus der Nahrung ja um genau diese Gewebe gesund zu erhalten und falls nötig zu reparieren.
So aber ist an Aufbau gar nicht zu denken: Der Körper muss sich selber abbauen, um die Säuren zu neutralisieren. Und damit nicht genug: Wenn er die Säuren neutralisiert hat, dann kann er sie nicht alle gleichzeitig ausscheiden ohne sich zu schaden. Daher muss er die überschüssigen als Schlacken deponieren. Das tut er zunächst im Binde- und Fettgewebe.

„Jede Krankheit ist direkt auf einen Mineralstoffmangel zurückzuführen."

Dr. Linus Pauling

(Zweifacher Nobelpreisträger und Begründer der Orthomolekularen Medizin

INFO Bindegewebe

Als Bindegewebe wird das Stütz- und Füllgewebe bezeichnet, das andere Gewebe, Organe und Organsysteme umhüllt und untereinander verbindet. Auch die Sehnen und die Knorpel in den Gelenken zählen im weitesten Sinne dazu. Fettgewebe ist umgewandeltes Bindegewebe, das Fett einlagert.

pt 12,2 basisch

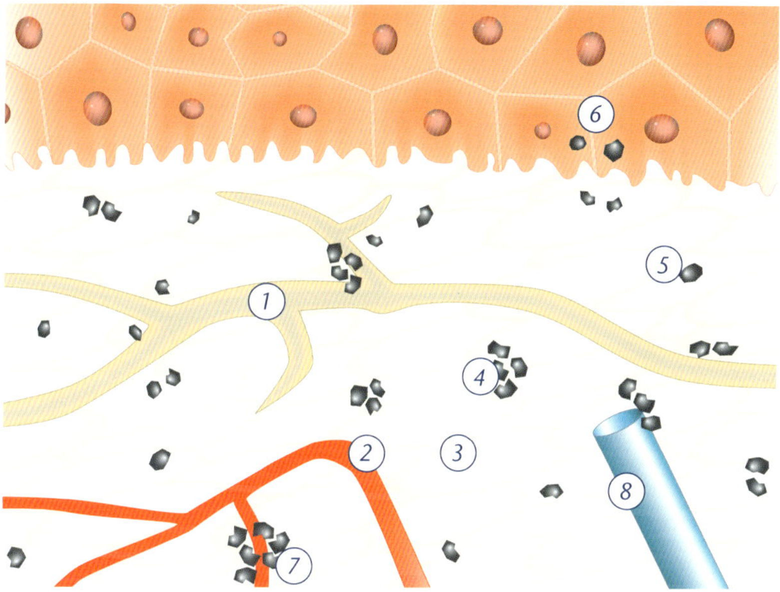

Das passiert im Gewebe: Schlackenablagerung und Energiemangel!

1. Nervenbahn, 2. Blutkapillare, 3. Bindegewebszellen, 4. Schlacken verkleben und verklumpen, die Mikrozirkulation im Gewebe wird schlechter, 5. Schlacken 6. Das Bindegewebe ist bereits mit Schlacken angefüllt. Die Organe werden in Mitleidenschaft gezogen, 7. Die feinen Blutkapillaren werden verklebt und können keine Nährstoffe mehr abgeben und keine Abfallprodukte mitnehmen 8. Lymphgefäß

Er will die Säuren später ausscheiden, wenn die aktuelle Säurelast geringer ist. Doch wenn wir uns weiter wie beschrieben falsch ernähren, dann kommt es nicht dazu und das Gewebe ist kein Zwischenlager mehr, sondern es wird zum Endlager! Auch die Gifte werden hier deponiert. Aber es bleibt nicht nur beim Lagern. Denn die vielen Schlacken verkleben und verhärten das Gewebe. Hier können keine Nährstoffe mehr zirkulieren, das Gewebe wird immer schlechter versorgt. Das kann soweit gehen, dass sogar die kleinen Blutgefäße völlig verkleben und undurchlässig werden. Das heißt auch, das eine Entsorgung der Schlacken immer schwieriger wird. Die Zellen leiden massiv unter einem Energiemangel und die Folgen sind erkennbar: Cellulite, Akne, übelriechender Schweiß, Hautjucken gar Allergien und Neurodermitis machen uns klar, dass etwas aus der Balance geraten ist! Und es geht noch weiter: Ist das Binde- und Fettgewebe auf diese Weise überlastet, dann werden die Muskeln und Gefäße als zusätzliche Lagerstätte herangezogen. Findet keine Änderung statt, dann benutzt der Körper notgedrungen irgendwann die Organe dazu, denn er wird die Säuren und Schlacken anders nicht los! Unter dieser schlechten Ver- und Entsorgungssituation der Zellen entstehen schließlich schwerwiegende Erkrankungen, wie Schuppenflechte, Ekzeme, Rheuma, Gicht, Diabetes oder gar Herzinfarkt! Lesen Sie dazu in Kapitel 6 nach. Laut Aussagen von vielen naturheilkundig arbeitenden Ärzten und Therapeuten sind bis zu 90% aller chronischen Krankheiten auf dieses Energiedefizit im Zellgeschehen zurückzuführen. Experten sagen sogar: Die Übersäuerung ist die Volkskrankheit Nummer 1!

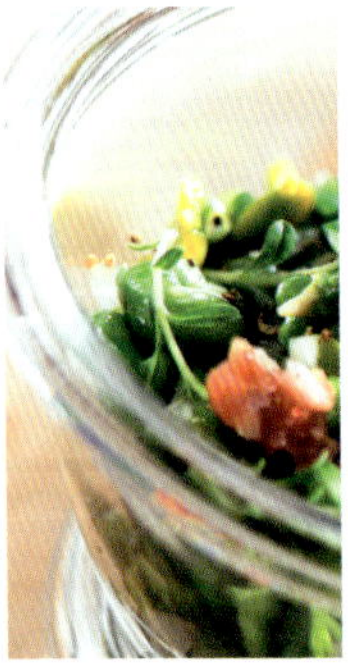

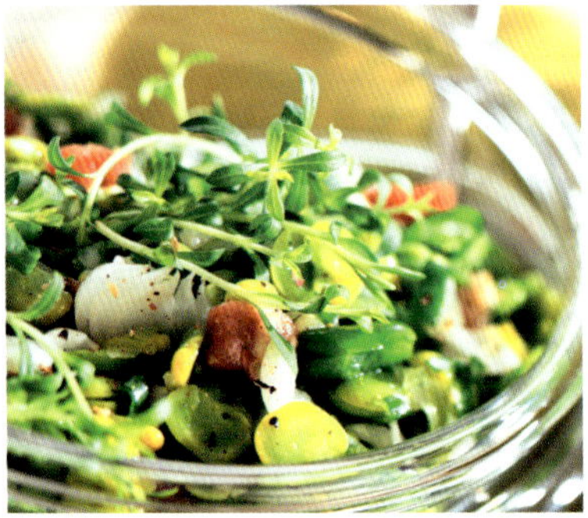

Befreien Sie Ihren Körper vom überschüssigen Säureballast!

Fangen Sie schon heute an und entlasten Sie Ihren Körper! Tun Sie es für Ihre Gesundheit und holen Sie sich so ganz nebenbei Ihre Vitalität zurück! „Schlappheit ade!" können Sie dann bald sagen! Wirken Sie den Säuren entgegen und sorgen Sie dafür, dass die gelagerten Schlacken sich in Ihrem Körper lösen und ausgeschieden werden können. Sie werden schnell merken, wie viel besser es Ihnen gehen kann, wenn Ihr Körper nicht ständig mit Säuren kämpfen muss.

Steigen Sie ein: Jeden Tag, an dem weniger Säuren in Ihrem Organismus produziert werden müssen, wird Ihnen Ihr Körper danken: Viele Menschen fühlen sich sehr schnell so wohl wie schon lange nicht mehr. Das Wichtigste dabei ist natürlich, dass Sie so wenig wie möglich säurebildende Nahrung zu sich nehmen. Essen Sie stattdessen viel Obst und Gemüse, trinken Sie viele natürliche, am besten frisch gepresste Säfte und nutzen Sie basische Nahrungsergänzungen um zusätzliche Säuren abzupuffern und Ihre körpereigenen Mineralstoffdepots wieder aufzufüllen. Lesen Sie über säurearme Kost genauer im Kapitel 2 nach.

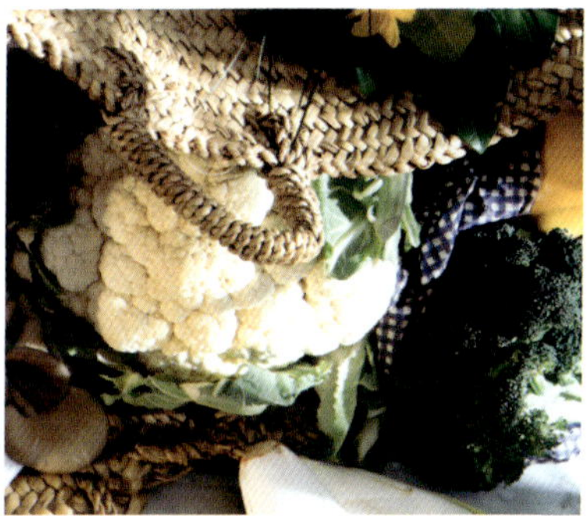

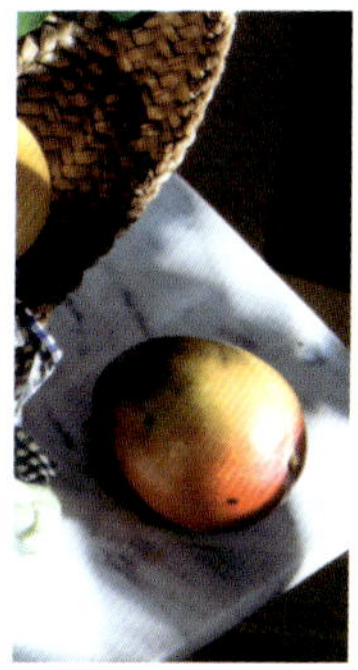

INFO ***Hier macht sauer lustig!***

Das Saure, das wir bei vielen Obstsorten schmecken, führt uns in die Irre! Gerade besonders sauer schmeckende Obstsorten (z.B. Zitronen oder Orangen) wirken im Körper stark basisch!

Aber Sie können noch mehr tun. Es geht nicht nur darum keine neuen Säureattacken mehr entstehen zu lassen, sondern die schon vorhandenen Säuredepots sollen abgetragen werden. Sie können das erreichen mit einer sanften Basenkur (Kapitel 5), die Sie immer mal wieder durchführen oder – wesentlich effektiver – mit Basenfasten. Dabei nehmen Sie über einen begrenzten Zeitraum keine feste Nahrung zu sich, sondern nur basische Gemüsesäfte und ggf. basische Nahrungsergänzungen.

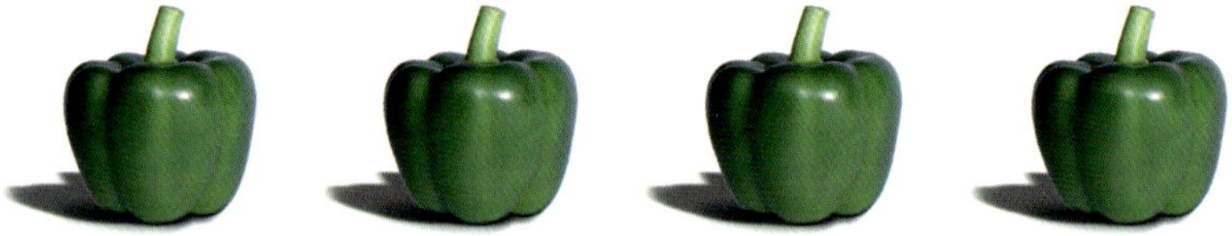

Eine Fastenkur sollten Sie jedoch nur in Begleitung von erfahrenen Therapeuten durchführen, denn es kann, je nach Verschlackungsgrad, eventuell zu unangenehmen Beschwerden kommen (siehe Fastenkrise Seite 87). Was passiert bei solchen Kuren? Der Körper wird als Erstes von der denaturierten Nahrung befreit. Zusätzlich verlieren Sie auch noch „nebenbei" ein paar Pfunde. Und genau dadurch kommen die abgelagerten Schlacken in Bewegung. Denn der Körper baut bei diesen Kuren auch Fettgewebe ab und die darin sitzenden Gifte und Säuren werden frei.
Und die puffern Sie einfach mit viel basischen Gemüsesäften und Mineralien ab! Dann muss der Körper sie nur noch ausscheiden. Und da er keine zusätzlichen ungesunden Säuren aus denaturierter Nahrung entsorgen muss, kann er das auch.

Kleiner Exkurs durch den menschlichen Körper

Allerdings sollten für so eine Kur alle Ausscheidungsorgane gereinigt und unterstützt werden, damit sie wieder optimal arbeiten und die freigesetzten Gifte und Schlacken abtransportieren und ausscheiden können ohne den Körper erneut zu belasten.
Welche Organe unseres Körpers an der Entsorgung und Ausscheidung der Säureschlacken beteiligt sind und wie wir sie unterstützen können, damit sie gute Arbeit tun, das haben wir Ihnen hier in einer Übersicht zusammengestellt.

Unser wichtiger Nahrungsaufspalter: Der Dünndarm

Im Dünndarm zerlegen Verdauungsenzyme unsere Speisen in Nährstoffe – das funktioniert aber nur in einem basischen Milieu und mit einem gut „vorbereiteten" Nahrungsbrei – durch ausreichendes Kauen! Ein stoffwechselaktives Darmmillieu wird geschaffen durch einen hohen Anteil an weitgehend naturbelassenen Lebensmitteln in der täglichen Ernährung. Zu diesen Lebensmitteln zählen: Gemüse frisch oder in Saftform, Nüsse, gekeimtes Getreide, Kräuter, Obst, knackige Salate und viel gutes Wasser. Dann werden im Darm auch keine schädlichen Gifte produziert.

Info **Was sind Enzyme?**

Enzyme sind komplexe Moleküle, die der Körper für alle seine Stoffwechselvorgänge braucht. Sie wirken dabei als „Katalysator", denn ohne sie wären für die Vorgänge viel höhere Temperaturen notwendig, die zu heiß für uns wären. Also: Ohne Enzyme kein Leben!

Die körpereigenen Transportmittel: Die Lymphe und das Blut

Freigesetzten Schlacken geraten zuerst in die Lymphflüssigkeit des Gewebes. Mit dieser Lymphe gelangen sie weiter in die Lymphgefäße. Da das Lymphgefäßsystem keine Pumpe wie das Herz im Blutgefäßsystem hat, muss die Flüssigkeit in den Lymphgefäßen durch die Bewegung der umliegenden Muskeln weiter transportiert werden. Deshalb ist zur Unterstützung des Lymphsystems Bewegung sehr wichtig. Die Lymphe und mit ihr unsere freigesetzten Schlacken gelangen schließlich ins Blut, unser wichtigstes Transportmedium im Körper. Es transportiert sämtliche Nährstoffe, Sauerstoff und Kohlendioxid in unseren Organismus überall hin.

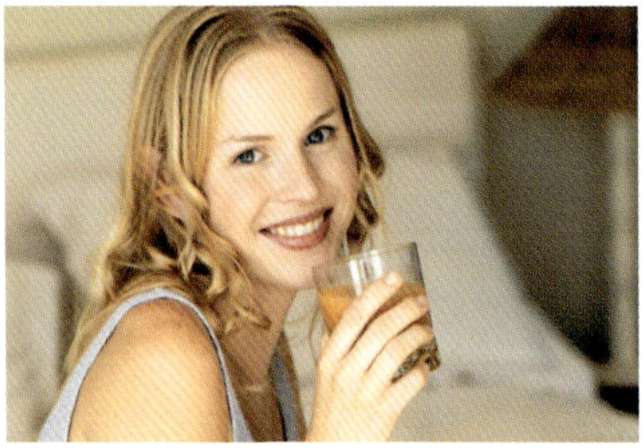

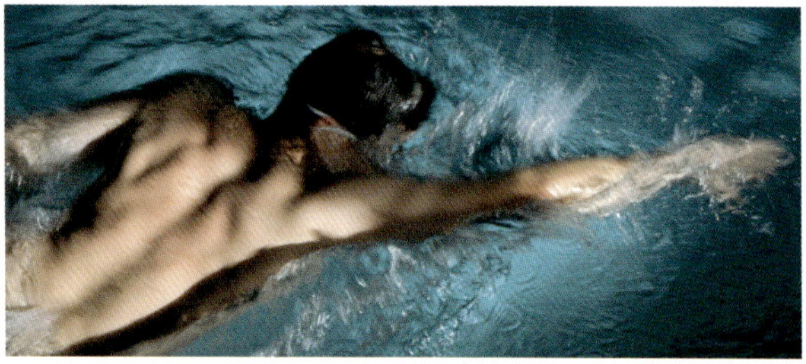

Es hat auch die enorm wichtige Aufgabe der Entsorgung sämtlicher Stoffwechselprodukte, wie auch die der freigesetzten Schlacken. Im Bereich der Immunabwehr und der Wärmeregulation spielt das Blut ebenfalls eine zentrale Rolle. Besonders wichtig für all die lebensnotwendigen Funktionen des Blutes ist es, dass sein pH - Wert konstant bleibt. Mehrere Blutpuffer sorgen dafür. Weicht der pH - Wert unter extremen Bedingungen doch ab, ist das Leben des Menschen in Gefahr. Das Blut als Transportmedium unterstützen Sie bei Ihrer Basenkur am besten, indem Sie immer genügend Flüssigkeit trinken. Trinken Sie bereits bevor Sie durstig sind. Durst zeigt schon einen Mangel im Körper an, lassen Sie es nicht soweit kommen!

Das lebenswichtige Atmungsorgan: Die Lunge

Das Blut fließt in die winzigen Gefäße der Lunge. Für die Konstanthaltung des Blut – pH - Wertes spielen auch unsere Lungen eine wichtige Rolle, denn Säuren können abgeatmet werden! Daher ist regelmäßige Bewegung an der frischen Luft wichtig, um überschüssige Säuren auszuatmen! Bei einer drohenden Übersäuerung setzt schnell ein Regelmechanismus ein, der den Herzschlag und die Atemfrequenz erhöht, damit die Säuren in Form von Kohlendioxid abgeatmet werden können. In verbrauchter Raumluft kann der Austausch von Kohlendioxid gegen Sauerstoff in der Lunge stark behindert sein, da nur wenig Sauerstoff vorhanden ist. Daher: Unterstützen Sie Ihre Lungen besonders während einer Entschlackungskur und atmen Sie tief in frischer Luft! Am besten Sie kombinieren das Atmen an frischer Luft mit der gesunden Bewegung als Wald- und Wiesenspaziergang oder einer moderaten Walking - Tour, denn dadurch werden Ihre Atemzüge von ganz alleine tiefer!

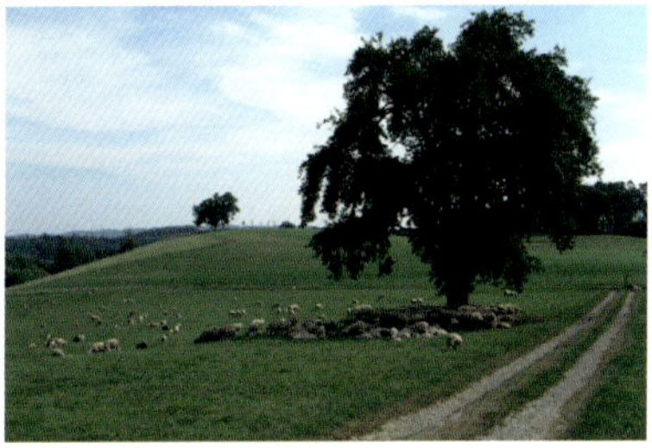

Eine chemische Fabrik: Die Leber

Das Blut transportiert die Schlacken und Gifte auch in die Leber. Für die Leber als Entgiftungsorgan sind Entschlackungskuren Zeiten höchsten Arbeitseinsatzes. Alle Gifte müssen hier aus dem Blut herausgefiltert und unschädlich gemacht werden. Danach gibt die Leber die ungiftigen Reststoffe wieder in das Blut ab. Helfen Sie Ihrer Leber bei der harten Entgiftungsarbeit: Fragen Sie Ihren Therapeuten nach pflanzlichen Möglichkeiten der Unterstützung. Und legen Sie mindestens einmal täglich eine gefüllte Wärmflasche auf die Leber oder machen Sie einen feuchten Leberwickel. Ihre Leber wird es Ihnen mit schneller Entlastung danken!

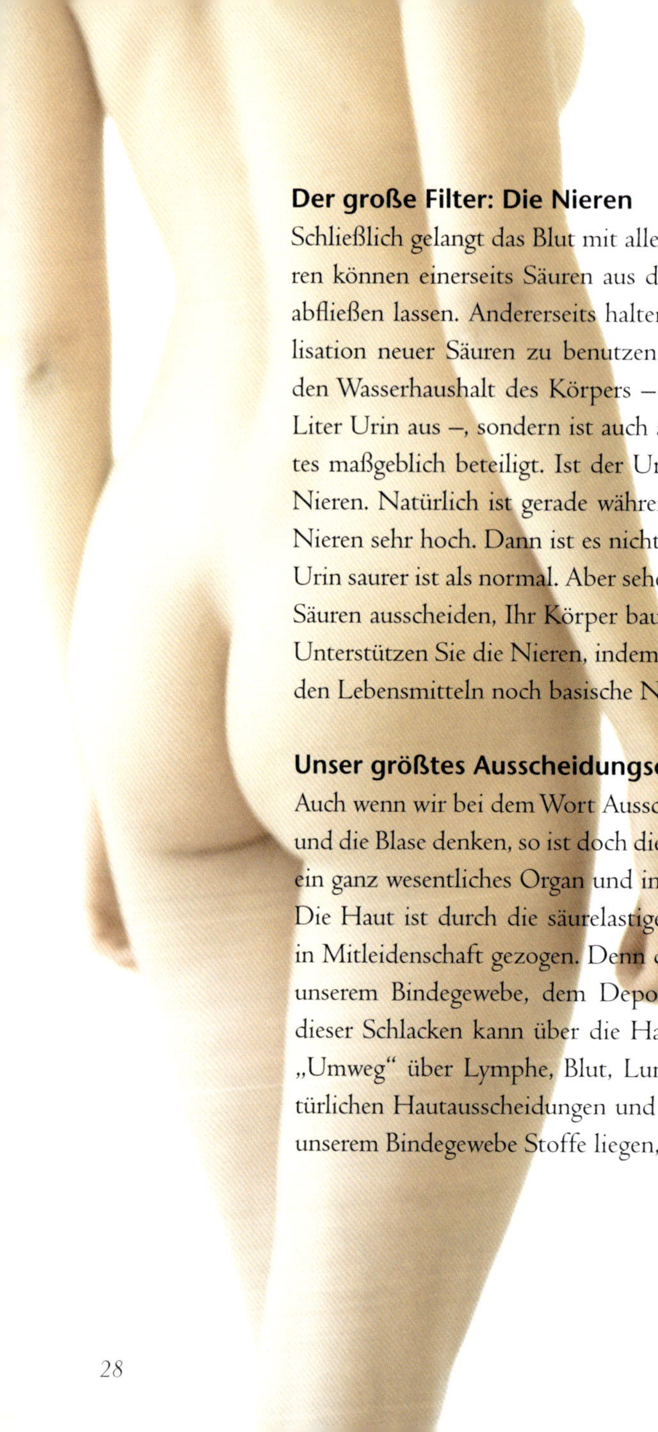

Der große Filter: Die Nieren

Schließlich gelangt das Blut mit allen Abfallstoffen in die Nieren. Die Nieren können einerseits Säuren aus dem Blut herausfiltern und in den Urin abfließen lassen. Andererseits halten sie Basen zurück, um sie zur Neutralisation neuer Säuren zu benutzen. Damit sorgt die Niere nicht nur für den Wasserhaushalt des Körpers – wir scheiden täglich etwa ein bis zwei Liter Urin aus –, sondern ist auch am Säure-Basen-Gleichgewicht des Blutes maßgeblich beteiligt. Ist der Urin ständig übersäuert, belastet dies die Nieren. Natürlich ist gerade während einer Basenkur die Säurelast für die Nieren sehr hoch. Dann ist es nicht verwunderlich, wenn der pH-Wert des Urin saurer ist als normal. Aber sehen Sie es positiv: Ihre Nieren können die Säuren ausscheiden, Ihr Körper baut die alten Schlackendepots endlich ab! Unterstützen Sie die Nieren, indem Sie zusätzlich zu vielen basisch wirkenden Lebensmitteln noch basische Nahrungsergänzungen einnehmen.

Unser größtes Ausscheidungsorgan: Die Haut

Auch wenn wir bei dem Wort Ausscheidung zuerst einmal an den Enddarm und die Blase denken, so ist doch die Haut gerade für die Säureausscheidung ein ganz wesentliches Organ und in ihrer Fläche auch nicht zu übertreffen. Die Haut ist durch die säurelastige Lebens- und Ernährungsweise enorm in Mitleidenschaft gezogen. Denn die Haut steht in direktem Kontakt mit unserem Bindegewebe, dem Depot für Schlacken. Und die Entsorgung dieser Schlacken kann über die Haut direkt nach außen gehen, ohne den „Umweg" über Lymphe, Blut, Lunge, Niere und Leber. Sämtliche unnatürlichen Hautausscheidungen und Irritationen weisen darauf hin, dass in unserem Bindegewebe Stoffe liegen, die der Körper loswerden will. Fördern

Sie diese Entgiftung der Haut nach außen! Denn alles, was den Körper über die Haut verlassen kann, gelangt nicht mehr ins Blut und belastet unseren Organismus damit nicht.
Legen Sie regelmäßig, auch außerhalb der Basenkuren, reinigende Heilerdepasten auf die Haut und machen Sie oft basische Bäder und andere Anwendungen (siehe Kapitel 4). Auch durch das gesunde Schwitzen bei mäßigem Ausdauersport oder in der Sauna können Sie diese Entsorgungsfunktion des Körpers wirkungsvoll unterstützen.

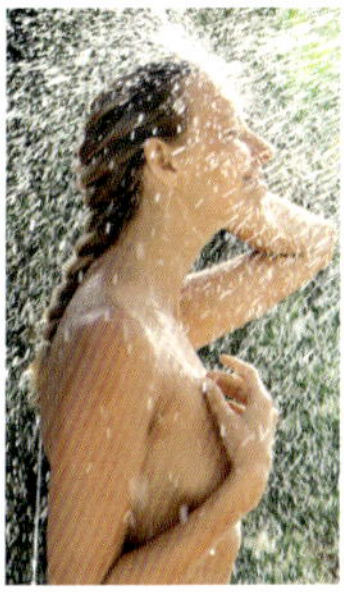

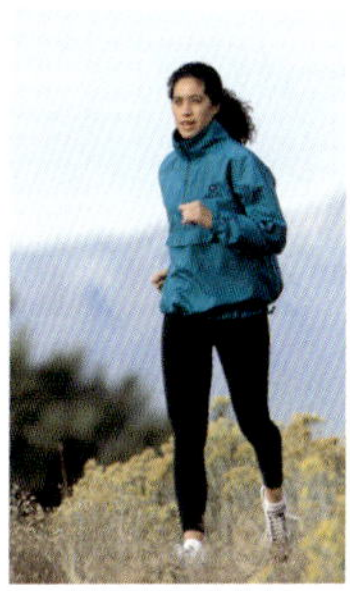

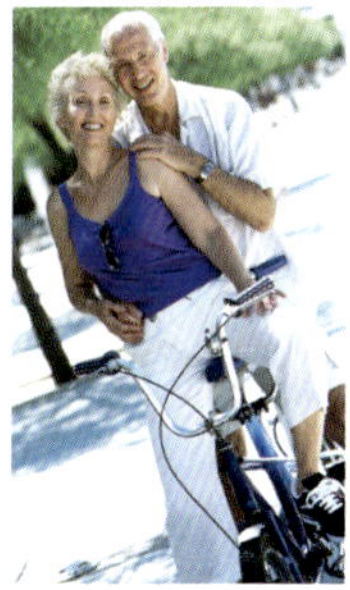

Lesen Sie auf den folgenden Seiten dieses Buches, was Sie konkret noch alles für Ihre Entsäuerung und Entschlackung tun können. Und denken Sie daran: Es ist nie zu spät! Auch wenn bereits eine chronische Übersäuerung vorliegt, ist es durch Ernährungsumstellung und verschiedene Maßnahmen zur Entsäuerung möglich, die bereits abgelagerten Säuren wieder „abzutragen". Das schenkt uns neue Energie und Vitalität und als erwünschter Nebeneffekt wird unsere Abwehrkraft gestärkt und sogar die eine oder andere Falte im Gesicht zum Verschwinden gebracht! Und nicht zuletzt werden Sie spüren, dass durch die gesunde Ernährung und einen gesunden Darm Stress gar kein Thema mehr für Sie ist. Denn Sie haben die Lebenslust wiederentdeckt, die in einer gesunden Säure – Base - Balance steckt!

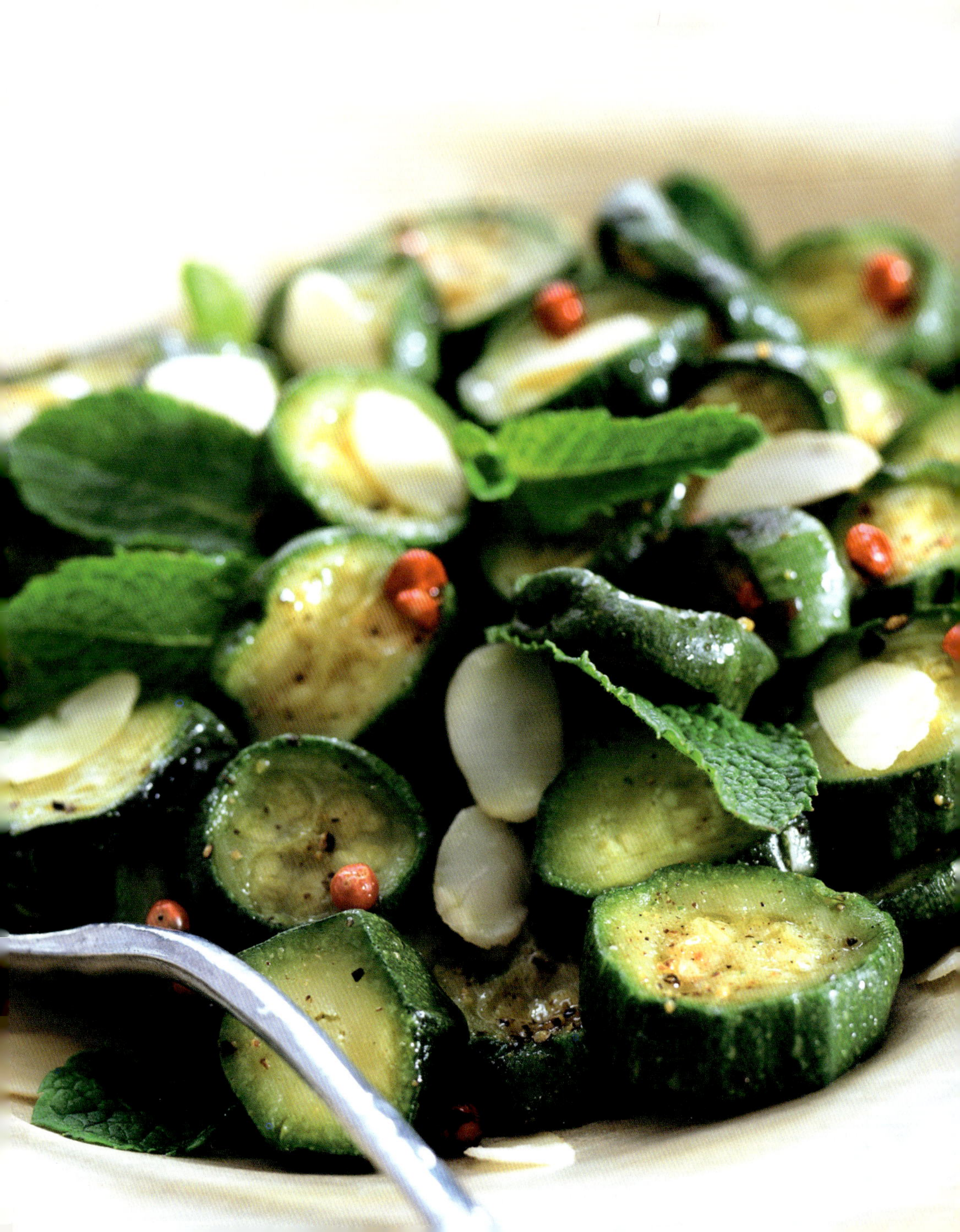

Kapitel 2

In Balance durch die richtige Ernährung

Gesund und fit durch die richtige Ernährung

Die Bedeutung einer gesunden Ernährung rückt vielen Menschen immer deutlicher ins Bewusstsein. Für Wohlbefinden und Vitalität ist es wichtig, unseren Körper von alten Schlacken, überschüssigen Säuren und anderen Ablagerungen und Giftstoffen in den Organen und Geweben zu befreien. Im ersten Teil dieses Buches haben Sie bereits erfahren, welche Faktoren zur chronischen Übersäuerung des Organismus beitragen. Eine zu säurelastige Ernährung ist jedoch bei den meisten von uns der Hauptfaktor für eine Übersäuerung. Aber was ist eine gesunde Ernährung? Und wie kann der moderne Mensch sie in sein meist hektisches Leben integrieren?

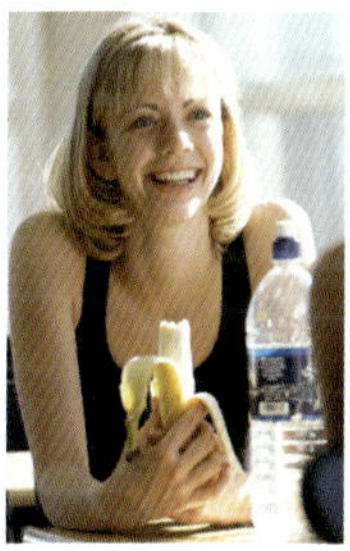

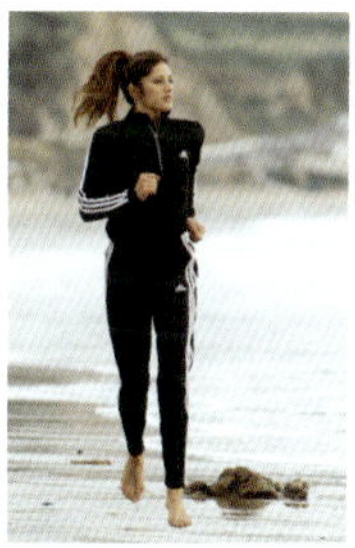

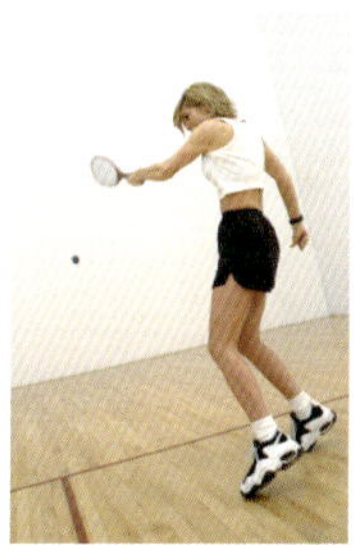

„Die Ernährung ist nicht das Höchste, aber sie ist der Boden auf dem das Höchste gedeihen oder verderben kann."

Dr. Bircher-Benner

Für die Erhaltung des Lebens braucht der Mensch:

1. Makronährstoffe

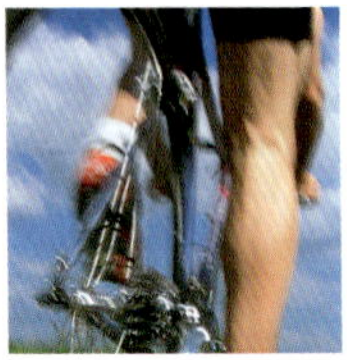

Von dieser Stoffgruppe brauchen wir viel, sie machen die Kalorien aus, aus ihnen gewinnen wir unsere Energie und unsere Substanz (z.B. Muskeln). Es zählen dazu die Kohlehydrate (z.B. Stärke, verschiedene Zucker), die Fette (enthalten Fettsäuren) und die Eiweiße – auch Proteine genannt (bestehen aus Aminosäuren).

2. Mikronährstoffe

Von diesen Stoffen brauchen wir im Vergleich zu den Makronährstoffen wenig, aber dennoch bedeutende Mengen. Zu diesen Nährstoffen zählen: Vitamine und Provitamine (z.B. Vitamin A und Provitamin A (Beta-Carotin), die Gruppe der B-Vitamine, Vitamin C u. a.), Mineralstoffe (Kalium, Magnesium, Kalzium, Phosphor etc., sie liegen in unserer Nahrung nie alleine vor, sondern sind immer als Salze enthalten).

3. Spurenelemente

Von diesen Stoffen brauchen wir sehr wenig, sie kommen in der Nahrung nur in Spuren vor. Zu den Spurenelementen zählen Zink, Mangan, Selen und andere.

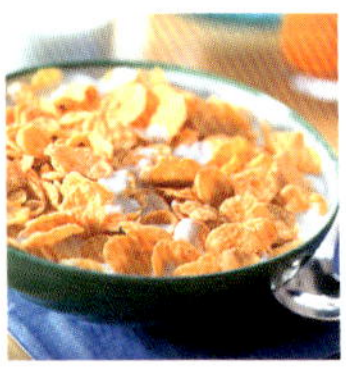

4. Ballaststoffe

Diese Stoffe werden im Körper nicht verarbeitet, sondern dienen der Transporterleichterung der Nahrung durch unseren Verdauungstrakt. Sie sind also gar kein „Ballast", wie der Name vermuten lässt. Vor allem Cellulose, das den Hauptanteil der pflanzlichen Faserstoffe ausmacht, fällt in diese Kategorie.

5. Wasser

Trinken muss jeder Mensch, und das in großen Mengen, am besten täglich zwei bis drei Liter trinken. Koffein-, zucker- oder alkoholhaltige Getränke werden dabei nicht mitgerechnet!

6. Andere Stoffe

Die Bedeutung dieser Stoffe ist noch nicht ausreichend erforscht. Die größte Gruppe sind hier die so genannten sekundären Pflanzenstoffe. Zu ihnen gehören zum Beispiel die Flavonoide, die Gerbstoffe, die ätherischen Öle etc. Viele dieser Stoffe scheinen für die Mikronährstoffe und die Spurenelemente die Aufnahme in unseren Körper zu verbessern.

All diese Nährstoffe müssen dem Körper täglich in den richtigen Mengen zur Verfügung stehen, damit alle Zellen und Gewebe effizient für uns sorgen können. Eine unzureichende Zufuhr schwächt die Arbeit der Zellen. Das kann unsere Gesundheit mit der Zeit schwer beeinträchtigen.

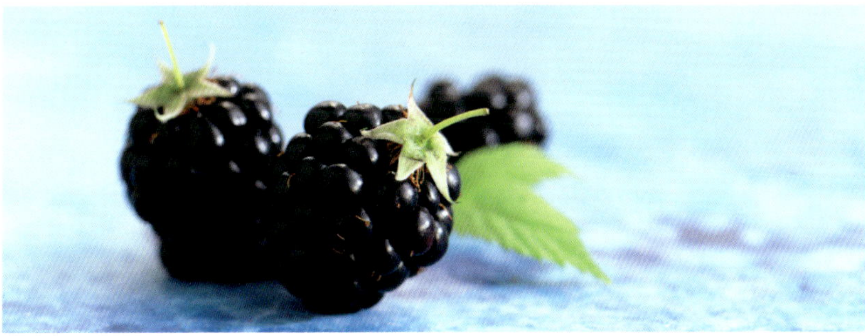

Info Mehr zu Mineralstoffen

Mineralstoffe sind Salze, das heißt, sie bestehen aus zwei oder mehr geladenen Teilchen, so genannte Ionen. Zum Beispiel setzt sich unser Kochsalz (Natriumchlorid) aus einem positiv geladenen Natriumion und einem negativ geladenen Chloridion zusammen. Kommen Salze in Wasser oder in Körperflüssigkeiten gelöst vor, dann trennen sich diese Ionen voneinander und liegen einzeln vor. Im Allgemeinen spricht man aber von Kalium im Körper und nicht vom Kaliumion.

***Kalium** ist das wichtigste Ion in den Zellen. Auch im Blut ist es unentbehrlich am Wasserhaushalt und den Puffersystemen beteiligt. Es ist wesentlich bei den Transporten in und aus unseren Zellen. Und nicht nur irgendwo im Körper, sondern überall! Ein massiver Kaliummangel äußert sich in enormer Muskelschwäche bis hin zu Lähmungserscheinungen. Das Herz ist beeinträchtigt und schlägt unrhythmisch und die Darmfunktion kann bis hin zum lebensbedrohlichen Darmverschluss abnehmen.*

***Kalzium** ist vor allem als Baustoff für unser Skelett wichtig. Ohne ausreichend Kalzium entkalken die Knochen und können schon bei leichter Beanspruchung brechen (Osteoporose). Aber auch im Blut und in den Zellen spielt Kalzium eine große Rolle. Kalziummangel kann zu Problemen der Blutgerinnung, der Nerven, des Herzens und der Muskeln führen.*

***Magnesium** ist ebenso für die Muskelkraft von größter Bedeutung: Ein Magnesiummangel führt beispielsweise zu Krämpfen in den Waden und zu einem unregelmäßigen Herzschlag. Des Weiteren haben Wissenschaftler deutliche Hinweise dafür gefunden, dass ein Fehlen von Magnesium die Empfindlichkeit des Menschen gegenüber Lärm und Stress erhöht. Es kann außerdem zu Müdigkeit, diffusen Bauchschmerzen, Schlaflosigkeit oder Konzentrationsschwäche führen.*

***Eisen** ist unter anderem ein wichtiger Bestandteil des roten Blutfarbstoffs Hämoglobin. Ohne dieses Ion kann der Sauerstoff nicht über das Blut zu den Organen und Muskeln transportiert werden. Anzeichen eines ausgeprägten Eisenmangels sind Müdigkeit, Abgeschlagenheit, Kopfschmerzen, Schwindel und Atemnot.*

Info Mehr zu Spurenelementen

Untersuchungen, die auf modernen Analysemethoden beruhen, ergaben, dass Spurenelemente etwa 0,01 Prozent des menschlichen Körpergewichts betragen. Was bedeutet, dass die Spurenelemente zum Beispiel bei einem 80 Kilogramm schweren Menschen nur etwa acht Gramm ausmachen.

Zu den Spurenelementen gehören nach heutigen Erkenntnissen Chrom, Mangan, Eisen, Zink, Kupfer, Kobalt, Molybdän, Selen, Fluor und Jod. Die Bedeutung der Elemente Lithium, Nickel, Vanadium, Strontium, Arsen, Silizium und Blei für den menschlichen Organismus ist noch nicht völlig geklärt. Es gibt aber Hinweise darauf, dass diese Stoffe, teilweise in unvorstellbar winzigen Mengen, ebenfalls unverzichtbar sind. Bei giftigen Stoffen wie Arsen und Blei denkt man normalerweise natürlich sofort an einen Schadstoff, weniger an ein nützliches Spurenelement. Hier bewahrheitet sich aber die Erkenntnis, dass erst die Dosis einen Stoff zum Gift macht. Genau diese geringen Mengen Spurenelemente dürfen jedoch auch nicht vernachlässigt werden, denn sie sind enorm wichtig. Spurenelemente sind vielfach Kofaktoren bei Enzymen, Vitaminen oder Hormonen. Ohne diese Kofaktoren können die betreffenden Stoffe nicht arbeiten, der entsprechende Stoffwechselweg wird behindert.

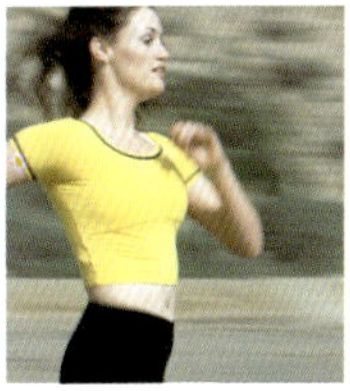

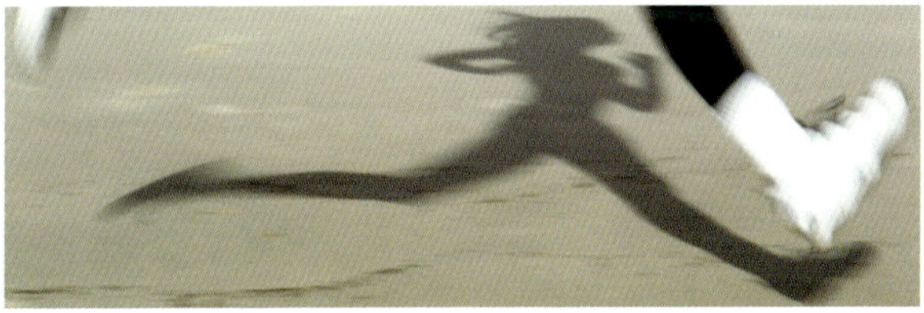

Viele Wissenschaftler sind sich einig, dass die beängstigende Zunahme chronischer Krankheiten mit der modernen Lebensweise in engem Zusammenhang steht, weil die Zufuhr von vielen wichtigen Vitalstoffen zunehmend unterschritten wird.

Empfohlene tägliche Zufuhr wichtiger Mineralstoffe und Spurenelemente:

Mineralstoffe	*Täglicher Mindestbedarf eines Erwachsenen*
Kalzium	*1000 mg*
Eisen	*10 - 15 mg*
Natrium	*550 mg*
Kalium	*2000 mg*
Magnesium	*300 - 350 mg*
Kupfer	*1,0 - 1,5 mg*
Zink	*7 - 10 mg*
Mangan	*2,0 - 5,0 mg*
Fluorid	*3,1 - 3,8 mg*
Chlorid	*830 mg*
Jod	*180 - 200 µg*
Molybdän	*50 - 100 µg*
Chrom	*30 - 100 µg*
Selen	*30 - 70 µg*

Quelle: Deutsche Gesellschaft für Ernährung, 2003
g = Gramm
mg = Milligramm (ein tausendstel Gramm)
µg = Mikrogramm (ein millionstel Gramm)

Zu bedenken ist bei diesen Mengen an Mineralien, dass die Angaben für einen gesunden Menschen ohne Belastungssituation berechnet sind. Wer unter Stress steht, sehr viel Sport treibt oder sich nicht immer gesund ernährt, der sollte bei seiner Mineralversorgung nachhelfen, zum Beispiel durch entsprechende Nahrungsergänzungen, frische Obst- oder Gemüsesäfte und viel basisch wirkende Frischkost.

Säurepuffer Nummer 1: Die Mineralien

Eigentlich sollte es bei einer ausgewogenen Ernährung weder zu einem Säureüberschuss noch zu einem Mineralienmangel kommen, aber leider bekommen wir, obwohl Essen bei uns im Überfluss zur Verfügung steht, häufig nicht alles was wir brauchen. Dabei fehlt es nicht an den Makronährstoffen, Kalorien nehmen wir in ausreichender Menge zu uns, sondern es fehlen Mineralien, Vitamine und Spurenelemente. Denn die proteinreiche und denaturierte Nahrung bringt mehr Säure in unseren Körper als Mineralien, die zum Neutralisieren davon nötig sind. Und eigentlich braucht unser Körper die Mineralien ja für seinen Aufbaustoffwechsel. Das Abpuffern der Säuren ist nicht die Hauptaufgabe der Mineralien im Körper. Und das bedeutet: Unsere Zellen bekommen nicht alles, was nötig ist um unsere Vitalität sicherzustellen. Dafür müssen wir heutzutage viel mehr Mineralien zu uns nehmen als jemals in früherer Zeit. Durch unser energieloses Essen, Stress, Umweltverschmutzung und vieles mehr verbrauchen wir Mineralstoffe zum Schutz unserer Gesundheit, ohne dass wir sie für unseren Stoffwechsel einsetzen können. Meist sind wir unterversorgt und übersäuert. Und dagegen kann man etwas tun: mit basischen Mineralstoffen und Spurenelementen!

Jung bleiben heißt auch, sich vor allem mit Basenbildnern ernähren

„...Natrium, Kalium, Kalzium, Magnesium, Eisen und Mangan, diese Mineralstoffe haben die Eigenschaft, die im Stoffwechsel anfallenden Säuren in den Nieren zu neutralisieren und das Ausscheiden in den Urin zu unterstützen. Enthält unsere Nahrung zu wenig dieser Mineralstoffe, werden die in Knochen, Knorpeln und Zähnen eingelagerten Mineralsalze entzogen. Es kommt zur Entmineralisierung und nachfolgender Osteoporose durch Übersäuerung."

(Quelle: Ärzte-Zeitung, 21.05.2001)

„Jeder, der in der Vergangenheit zu viel Zucker, weißes Mehl oder Kost aus der Konserve gegessen hat, hat irgendeine Mangelerkrankung."

Dr. Daniel T. Quigley – Autor des amerikanischen Buches „National Malnutrition"

Schritte zur gesunden Ernährung

Der Ausweg aus dem Dilemma besteht natürlich darin, unsere Ernährung gesünder und weniger säurebildend zu machen. Dafür gibt es viele einfache Schritte, die jeder, der etwas für sich tun will, ausprobieren kann:

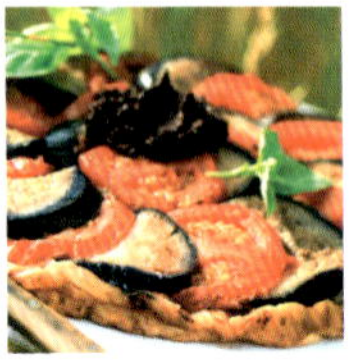

1. Reduzieren Sie die Menge bereits verarbeiteter Fertigprodukte, die Sie essen. Am besten wäre es sogar, Sie streichen diese Produkte von Ihrer Einkaufsliste.
   Sie meinen, Sie können aus Zeitgründen auf Ihre Tiefkühlpizza nicht verzichten? Versuchen Sie es doch einmal damit:
   Zwei dünne Scheiben Brot aus ganzem Korn mit Olivenöl bestreichen, frische Tomaten in Scheiben schneiden und auflegen, ein paar eingelegte Oliven dazulegen, salzen, pfeffern und ggf. getrocknete Kräuter aufstreuen, dünn mit Käse belegen und ab in den Backofen für wenige Minuten. Messen Sie die Zeit, die Sie dafür brauchen. Sie werden merken: Das ist eine echte Konkurrenz für die Fertigpizza! Das Rezept funktioniert auch mit anderen Gemüsesorten oder mit ein wenig Schafskäse.

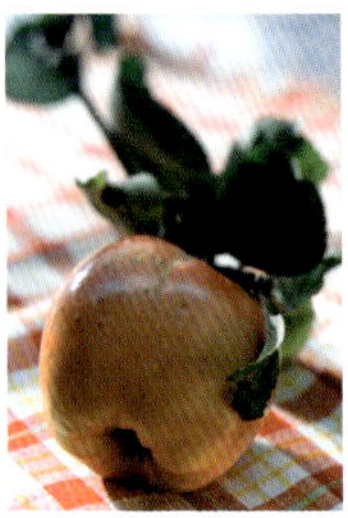

2. Essen Sie, so oft es geht, frisches Obst und ungekochtes Gemüse. Ersetzen Sie die Süßigkeiten häufig mit einem Apfel, einer Kiwi oder einer Karotte. Essen Sie dabei Obst immer getrennt von anderen Speisen, da sonst die natürlichen Fruchtsäuren und der Zucker des Obstes schädliche Gärungen verursachen. Essen Sie Obstsalat nicht als Nachspeise, Obst oder Rohkost sollte immer vor dem Hauptmenü gegessen werden.

3. Kaufen Sie Obst und Gemüse aus biologischem Anbau, wann immer es möglich ist. Jeder gegessene Apfel, den sie nicht aus herkömmlicher Landwirtschaft bezogen haben, erhöht ihr Konto an ungesunden Chemikalien nicht weiter. Dafür bekommen Sie aber mehr basischen Inhalt und meist

schmecken diese Produkte deutlich besser. Die gesundheitsfördernden Eigenschaften von Mikronährstoffen wie Mineralien, Vitaminen und anderen bioaktiven Substanzen in biologisch angebautem Obst, Gemüse, Getreide, Salaten, Kräutern und Gewürzen haben schon viele für sich entdeckt, versuchen Sie es auch!

4. Es gilt: Kauen statt Schlingen! Durch langsames Kauen und Einspeicheln beginnt der Säureabbau bereits im Mund. Auch damit die Nahrung ausreichend verdaut und ausgewertet werden kann, ist gutes Kauen notwendig. Hastig heruntergeschlucktes Essen bewirkt das Gegenteil. Dann müssen die Nahrungsbestandteile noch im Darm zersetzt werden, wodurch schädliche Gärungssäuren entstehen können. Auch unsere Geschmacksnerven freuen sich über ausgiebiges Kauen, und der Sättigungsreflex, der mit den Gehirnzellen in Verbindung steht, tritt bei gutem Einspeicheln und Kauen viel schneller ein!

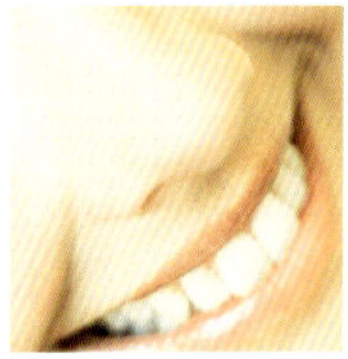

5. Trinken Sie viel! Natürlich ist das Trinken fürs Überleben und zum Entschlacken ebenso wichtig wie die richtige Auswahl und Zusammenstellung der Nahrungsmittel. Wie wichtig Wasser für uns ist und welche basischen Getränke es gibt, die uns beim Entsäuerungsprozess hilfreich unterstützen können, erfahren Sie im Kapitel 3 dieses Buches.

Und nicht zuletzt:

6. Als Faustregel für die Zusammenstellung der gesunden Ernährung gilt: 80 % basische Lebensmittel und 20 % sauer wirkende Nahrung. Schauen Sie sich die Listen in diesem Kapitel an und entscheiden Sie sich immer öfter beim Einkauf für viel Gemüse und Obst und wenig Zucker, Fleisch, Fisch und Käse.

Suchen Sie sich einen Schritt aus, mit dem Sie beginnen, Ihre Ernährung zu verändern. Wenn Sie sich daran gewöhnt haben, dann kommen die nächsten Schritte bis hin zur richtig gesunden Ernährung!
Wenn bei Ihnen allerdings bereits eine chronische Übersäuerung besteht, dann müssen Sie intensiver vorgehen:
Empfehlenswert ist hier als erster Schritt das Basenfasten, bei dem Sie nur basische Gemüsebrühen und frisch gepresste Säfte zu sich nehmen. Suchen Sie sich dafür einen erfahrenden Fastentherapeuten zur Begleitung. Oder führen Sie selbstständig eine mehrtägige Basenkur zum Entschlacken wie sie in Kapitel 5 dieses Buches vorgestellt wird durch. Durch den anfänglichen Verzicht auf alle Säurebildner können bereits abgelagerte Schlacken am besten gelöst werden. Eine lebendige Ernährung in Kombination mit dieser inneren Reinigung unseres Körpers hilft uns nicht nur Krankheiten vorzubeugen und wieder zurück zu Vitalität, innerer Freude und Wohlbehagen zu finden, sondern häufig verbessern sich sogar schon bestehende Krankheiten oder können heilen – denn die Nahrung ist eben die beste Medizin!

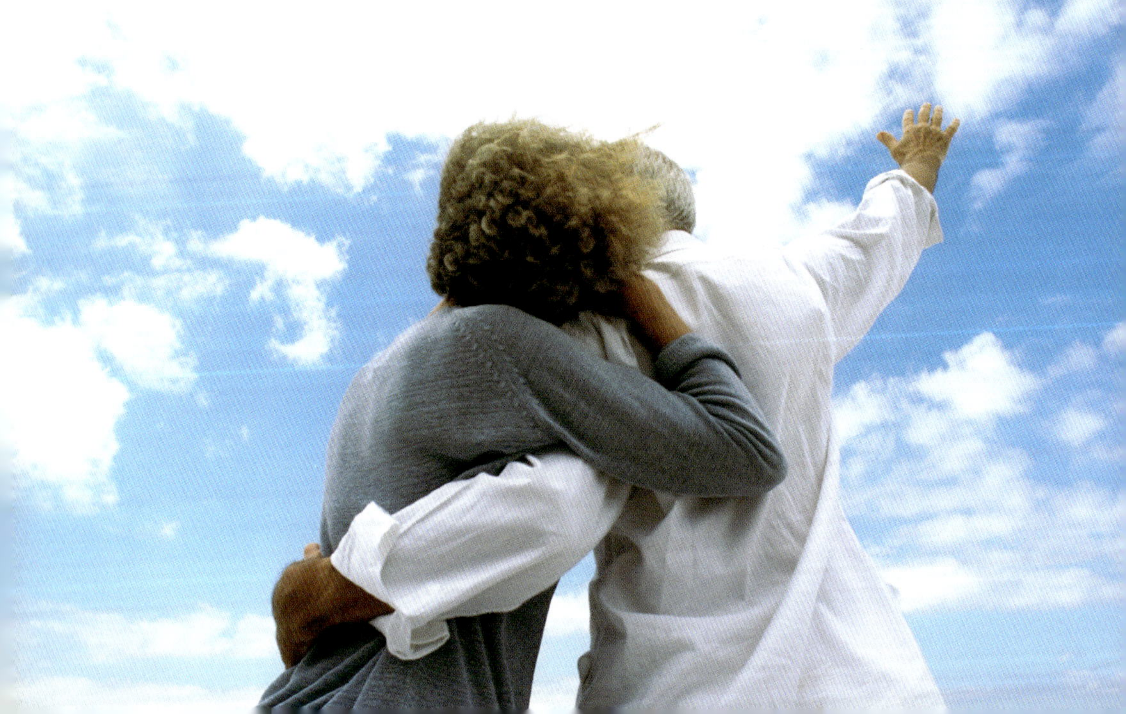

Kurzüberblick der gängigsten Nahrungs- und Genussmittelgruppen :

Saure bzw. sauer wirkende Nahrungs- oder Genussmittel		
Fleisch	*Zucker*	
Fisch	*Süßigkeiten*	
Wurst	*Weißmehl*	
Speck	*Brot*	
Milchprodukte (s.u.)	*Alkohol*	
Eier	*Kaffee*	
Erdnüsse	*Fette*	
Zuckerhaltige Marmeladen	*Zuckerhaltiges Dosenobst*	
Getreide	*Kohlensäurehaltige Getränke*	
Neutral wirkende Nahrungsmittel		
Pflanzenöle	*Rohe Milch*	*Kefir*
Buttermilch	*Süßrahmbutter*	*Margarine*
Basische bzw. basisch wirkende Nahrungsmittel		
Obst	*Gemüse*	
Obst- und Gemüsesäfte	*Ungezuckertes Dosenobst*	
Trockenobst	*Kartoffeln*	
Salat	*Sprossen und Keime*	
Kastanien	*Gewürze*	
Kräuter	*Algen (Spirulina etc.)*	
Stilles Mineralwasser	*Kräuertees*	

Wie Sie sehen, schmecken manche Lebensmittel gar nicht sauer, wirken aber bei der Verdauung im Körper sauer – und umgekehrt. Als klassische Beispiele dienen hier die Zitrone und der Zucker: Die Zitrone schmeckt sehr sauer, ihre Wirkung ist aber sehr basisch und der Zucker schmeckt süß – eigentlich das Gegenteil von sauer – aber er wirkt im Körper sehr sauer.

Basische Mineralien als Nahrungsergänzung

Drogeriemärkte, Apotheken und Versandkataloge – sie alle quellen fast über mit ihrem Angebot an Nahrungsergänzungsmitteln – doch welche sind die besten für uns? Grundsätzlich gilt: Je natürlicher, lebendiger und energiereicher die Nahrungsergänzungsmittel sind und umso weniger denaturiert – desto besser. Denn Mineralien, die aus dem Reich der Natur stammen, weisen eine höhere Bioverfügbarkeit auf: Natürliche Mineralstoffe werden vom Körper besser aufgenommen und besser verwertet, denn sie sind nicht isoliert, sondern eingebettet in sekundäre Pflanzenstoffe. Solche basischen Mineralien sind zum Beispiel in Kräuter- und Gemüse-Mischungen enthalten, die sich gut zum Würzen in der Küche eignen. Wegen ihres leckeren Geschmacks können Sie sie zum Würzen über Salate und Gemüse streuen oder in Gemüsesäfte und Suppen einrühren oder bei Mangelerscheinungen drei bis fünf Teelöffel der Mischungen über den Tag verteilt pur essen.

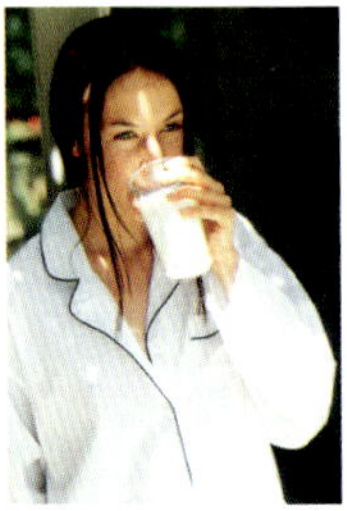

Manche Mineralstoffe sind in flüssiger Form besonders gut vom Körper absorbierbar. Neben leckeren Obst- und Gemüsesäften gibt es noch eine Reihe weiterer sehr wirkungsvoller Drinks, die uns die lebensnotwendigen basischen Mineralien liefern. Erfahren Sie im Kapitel 3, wie Sie Ihrem Körper basische Mineralien ganz einfach in Form von gesunden Getränken zuführen können.

Soll ich noch weitere Nahrungsergänzungsmittel einnehmen?

Grundsätzlich gilt: Wenn Sie sich basisch nach der 80:20-Formel ernähren, Ihre Speisen mit Kräuter- und Gemüse-Mischungen und gutem Kristallsalz würzen und ausreichend basische Getränke zu sich nehmen, ab und zu basische Anwendungen machen, wie sie in Kapitel 4 vorgestellt werden – dann sorgen Sie ganz sicher für eine optimale Nährstoffversorgung. In Stress - Situationen, wenn Sie eine Entschlackungskur durchführen und bei starker Übersäuerung ist eine ausreichende Vitalstoffversorgung jedoch nur mit speziellen basischen Mineral- und Vitalstoffgaben zu erreichen. Damit Sie in Balance kommen nehmen Sie bitte keine Einzelgaben (z.B. nur Calcium), denn der menschliche Stoffwechsel ist eine komplexe Angelegenheit. Je natürlicher und umfangreicher Nahrungsergänzungen zusammengestellt sind, um so besser ist ihre Wirkung für unseren gesamten Organismus.

Info **Salz ist nicht gleich Salz!**

Benützen Sie zum Kochen am besten gutes Kristall- oder Meersalz. Es enthält alle Mineralien (bis zu 80 verschiedene!), die im Blut vorkommen, in einer Zusammensetzung, wie sie unser Körper benötigt. Industriell verarbeitetes Kochsalz ist auf eine chemische Verbindung reduziert, nämlich auf Natriumchlorid. Mit natürlichem Salz hat das nicht mehr viel zu tun.

pH 10,5 basisch

Beliebte basisch wirkende Obstsorten auf einen Blick

Ist Ihr Körper stark übersäuert sollten Sie zunächst Obst meiden, denn der enthaltene Fruchtzucker wird Ihren Körper eher belasten. Beginnen Sie Ihre Entsäuerung daher mit viel rohem Gemüse und nehmen Sie später das Obst dazu.

Ananas

Die leckere Südfrucht liefert uns wichtige Mineralien und Spurenelemente: Sie enthält Kalzium, Magnesium, Mangan, Jod, Kalium, Phosphor, Kupfer, Eisen und Zink. Natürlich gilt das für die rohe Ananas. Ananas in Dosen sind häufig zusätzlich gezuckert (Achtung: Säurealarm!) und durch Kochen haltbar gemacht. Dabei gehen viele wertvolle Inhaltsstoffe verloren.

Info

Die Ananas enthält einen besonderen Wirkstoff, das Bromelain. Das ist ein Enzym (siehe Seite 25), das Nahrungseiweiß aufspalten und dadurch den Verdauungsprozess in unserem Körper unterstützen kann. So hilft die Frucht Darmstörungen wie Völlegefühl oder Blähbauch zu lindern. Durch die harnfördernde Kraft der Ananas können zusätzlich Schlackenstoffe leichter ausgeschieden werden.

Apfel

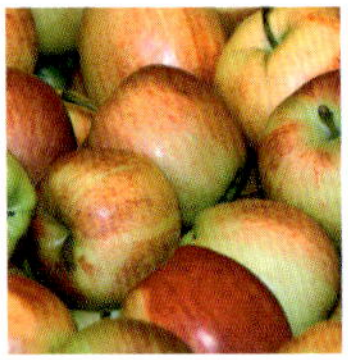

Sicherlich kennen Sie das berühmte englische Sprichwort: „An apple a day keeps the doctor away". Und tatsächlich, der Apfel gilt als medizinisches Obst, weil er ernährungsphysiologisch so wertvoll für uns ist: Neben Vitaminen und Ballaststoffen enthält ein Apfel über 20 verschiedene Mineralstoffe, die zum Säurepuffern besonders wichtig sind. Essen Sie den Apfel immer mit der Schale, denn ohne die ist er nicht einmal die Hälfte wert!

Avocado

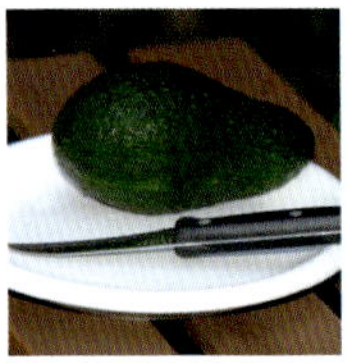

Die grüne Frucht mit ihrem leicht nussigen Geschmack eignet sich ideal zur basischen Ernährung, weil sie viele Mineralien wie Kalzium, Kalium und Eisen liefert. Außerdem bietet die Avocado bis zu 30 % wichtige Fettsäuren, und gilt damit als Cholesterinsenker. Man kann die Frucht direkt aus der Schale löffeln oder aus dem reifen Fruchtmus vielerlei verschiedene Aufstriche herstellen. Rühren Sie dabei immer Zitronensaft mit hinein, dann wird das Mus nicht braun.

Banane

Bananen liefern nicht nur reichlich basische Mineralien wie Kalium und Magnesium, sondern sie sind zusätzlich ein echter „Sattmacher". Entgegen alter Überlieferungen sind Bananen nicht „stopfend", sondern im Gegenteil, durch den hohen Ballaststoffanteil wirken sie regulierend auf die Verdauung ein.

Info Bananen sind „Glücklichmacher"

Serotonin ist ein Stoff, der für die Kommunikation zwischen unseren Nerven sorgt. Bananen fördern die Bildung des Serotonins. Darüber hinaus wirken sie stimmungsaufhellend und zügeln unseren Appetit.

Birne

Ebenso wie der Apfel versorgt uns auch die Birne mit einem vitalen Cocktail aus Vitaminen und wichtigen Mineralstoffen. Besonders reich ist sie an Kalium. Im Gegensatz zum Apfel enthält sie zwar etwas weniger Vitamine, wirkt aber dafür entwässernd und hilft dem Körper so beim Entgiften.

Erdbeere

Erdbeeren bringen uns viele Vitaminen und Mineralstoffe und helfen dem Körper wegen ihrer basischen Wirkung beim Entschlacken. Erdbeeren sind kalorienarm und leicht verdaulich, daher sind sie eine ideale Ergänzung zum Frühstück.

Feigen

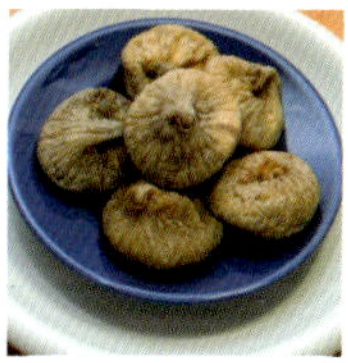

Getrocknete Feigen gelten als äußerst basisch und liefern zudem wichtige Mineralstoffe. Ideal bei basischer Kost, wenn einem der Sinn nach Süßem steht! Dörrobst wie Feigen, die mit Schale und Kernen verzehrt werden, gelten als besonders ballaststoffreich und wirken so positiv auf die Verdauung ein.

Himbeeren

Himbeeren bestehen zu 85 % aus Wasser und sind daher sehr kalorienarm. Sie enthalten besonders viel Kalium, Kalzium und Magnesium neben Vitaminen und anderen Mineralstoffen. Leider ist die Saison für dieses frische Obst recht kurz, versuchen Sie es daher mit gefrorenen Früchten, aber bitte ohne Zucker!

Johannisbeeren

Bekannt sind Johannisbeeren vor allem wegen ihres sehr hohen Vitamin-C-Gehalts. Aber auch die enthaltenen Mengen an Kalium sind bemerkenswert. Besonders reichhaltig sind dabei die schwarzen Johannisbeeren. Sie sind reich an Eisen, was ihren Einsatz bei Eisenmangel rechtfertigt.

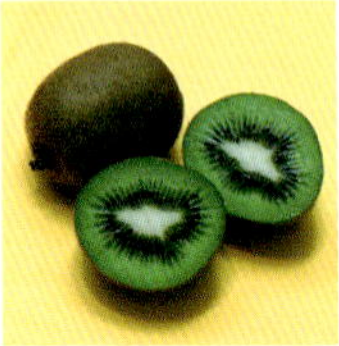

Kiwi

Die grüne Kiwi bietet enorm viel Kalium und auch Kalzium liefert sie in nennenswerter Menge. Nicht nur wegen ihrer schönen Farbe sollte sie daher in keinem Obstsalat fehlen.

Mango

Dieses exotische basisch wirkende Obst ist nicht nur ein Genuss fürs Auge. Der weiche Geschmack einer reifen Mango kann prima das Stück Kuchen vergessen lassen. Und da sind wir dann auf der gesunden Seite.

Melonen

Wassermelonen sind sehr kalorienarm und dabei vitaminreich. Honigmelonen sind die besseren Mineralstofflieferanten. Für beide gilt, dass sie unser Basenkonto erhöhen.

Orangen, Zitronen & Co.

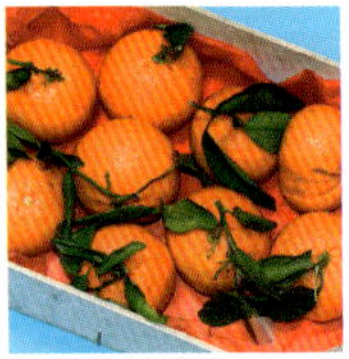

Obwohl sie so sauer schmecken, haben sie doch eine sehr basische Wirkung! Zudem liefern die beliebten Südfrüchte viel Vitamin C und fördern die Verdauung. Bedenken Sie, wenn Sie viel von diesen Zitrusfrüchten essen, dass der pH-Wert im Mund zunächst extrem abfällt. Spülen Sie nach dem Genuss mit Wasser nach, das verringert die möglichen Folgen für Ihre Zähne! (Siehe auch Seite 17)

Papaya

Eine leckere Südfrucht, die kaum an Wirkstoffvielfalt übertroffen werden kann! Sie enthält viel Vitamin C, Bs-Vitamine, Kalium, Kalzium, Magnesium, Eisen und Aminosäuren. Die Papaya eignet sich ideal zum Entschlacken und zur Entsäuerung.

Info

Die Papaya ist auch aus anderem Grund sehr interessant: Sie enthält ein Enzym, das Papain. Das ist sehr effektiv beim Abbau von Eiweiß und hilft uns so bei unserer Verdauung.

pH 10,5 basisch

Pfirsich

Dieser Verwandte der Nektarine liefert reichlich Mineralien und Vitamine. Wenn Sie also eine Haut wie diese Frucht haben wollen: Essen Sie sich mit ihr basisch!

Pflaumen

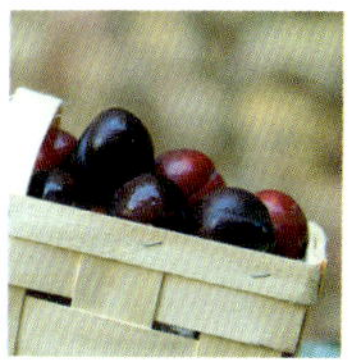

Enthalten viele Vitamine und Mineralstoffe, wirken verdauungsfördernd, besonders auch als Dörrobst, und entschlacken und entgiften unseren Darm. Reife Pflaumen sind wunderbare Früchte, um eine Marmelade herzustellen, die keinen zusätzlichen Gelierzucker braucht. So gewinnen Sie einen süßen Brotaufstrich, bei dem kein Säurealarm nötig ist.

Stachelbeeren

Diese Beeren sind etwas aus der Mode gekommen, allerdings völlig zu Unrecht, denn sie sind gute Mineralstofflieferanten. Besonders das Kalium ist reichlich vorhanden. Ob rotschwarze oder grüne Beeren macht da keinen großen Unterschied.

Info

Die Verdauung und Aufnahme von Vitalstoffe aus Obst funktioniert am besten, wenn die Früchte getrennt von anderen Lebensmitteln gegessen und nicht mehr als drei Sorten Obst gemischt werden.

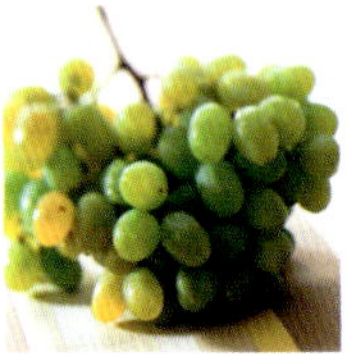

Weintrauben

Trauben sind, besonders in ihrer getrockneten Form als Rosinen, reich an Mineralstoffen und Spurenelementen und liefern viel Vitamin B_6. Sie sollten im Herbst in keiner Obstschale fehlen, denn die kleinen Trauben können ganz ohne „Aufwand" wie Schälen oder Löffeln in kleinen Portionen genossen werden. Ja, sie verleiten geradezu dazu, wenn sie da so liegen...

Beliebtes basisch wirkendes Gemüse auf einen Blick

Leider wird Gemüse bei uns in den meisten Fällen gekocht, dabei gehen viele Mineralstoffe verloren. Versuchen Sie es nur kurz mit wenig Wasser zu dämpfen oder kurz anzubraten. Dadurch erhalten Sie am meisten der gesunden Stoffe im Gemüse. Besser ist es, das Gemüse roh zu verarbeiten. Machen Sie doch bunte Salate, die Gurken, Paprika, Tomaten, Mais, Möhren oder Stangensellerie enthalten. Auch mit verschiedenen Kohlsorten können leckere Salate entstehen.

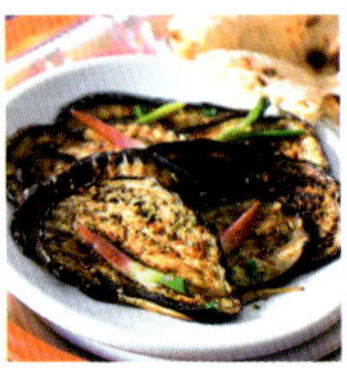

Aubergine

Dieses Gemüse eignet sich nicht als Rohkost. Gebraten oder gedünstet erweitert es unsere Geschmacksvielfalt und liefert viel Kalium und andere Mineralien. Aus mediterranen und orientalischen Ländern kommen verschiedene Varianten von Auberginenmus, die sehr empfehlenswert sind.

Bohnen

Wie alle Hülsenfrüchte enthalten Bohnen neben Vitaminen, Eiweiß und darmgesunden Ballaststoffen große Mengen an basischen Mineralien wie Kalzium und Kalium. Sie bereichern die basische Küche!
Übrigens: Kennen Sie den Spruch „Jedes Böhnchen hat sein Tönchen"? Diese berüchtigte Wirkung der Hülsenfrüchte ist bei einer Ernährung ohne Weißzucker und Weißmehl kaum noch ein Problem!

Fenchel

Dieses zarte Gemüse ist ein wahrer Gesundmacher: Nicht nur, dass Fenchel sehr reizarm für Magen und Darm ist, er enthält besonders viele Mineralstoffe wie Kalzium, Phosphor und Eisen. Und die Wirkung von Fencheltee bei Verdauungsbeschwerden rundet sein heilendes Können schön ab.

„Wie immer gegessen, macht der Fenchel den Menschen lustig, gibt eine schöne Gesichtsfarbe und guten Körpergeruch und eine gute Verdauung."

Hildegard von Bingen

Gurke

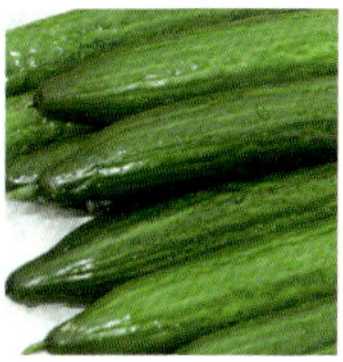

Gurken sind mit bis zu 97 % Wasser enorm kalorienarm und enthalten dennoch viele wertvolle Inhaltsstoffe wie Vitamine, Bitterstoffe, Enzyme und wichtige Mineralien wie Kalium, Kalzium, Phosphor, Magnesium und Eisen. Eine ideale Zutat in Salat, aber auch auf Brot kann die Gurke gegessen werden. In Essig eingelegte Gurken sind durchaus auch empfehlenswert, aber achten Sie darauf, ob bei der Herstellung Zucker verwendet wurde, dann gilt: Achtung Säurealarm! Und probieren Sie einmal Gurken zu dünsten. Sie gewinnen ein wunderbar zartes Gemüse.

Kartoffel

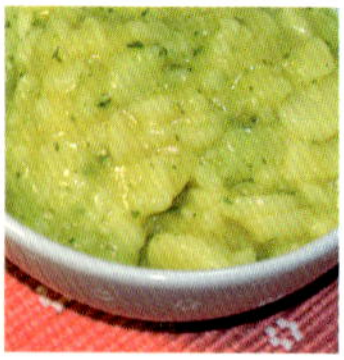

Die nahrhafte und sehr basische Knolle liefert Stärke, Mineralien, Ballaststoffe und Vitamine. Sie wirkt auf den ganzen Organismus stark entsäuernd. Daher sollte sie in der Küche immer vorhanden sein. Und sie ist sehr vielfältig in ihrer Anwendung: als Salz- oder Pellkartoffeln, im Salat oder gebraten, als Backkartoffeln oder Klöße-, aber vermeiden Sie Fertigprodukte!

Info

Kartoffelwasser, regelmäßig getrunken, entgiftet den Körper und hilft bei Beschwerden mit dem Darm. Und so stellen Sie es her:
Schälen Sie ein paar Kartoffeln abends und legen Sie sie in Wasser, so dass sie knapp bedeckt sind. Am nächsten Morgen gießen Sie das Wasser in eine Flasche oder Kanne um und trinken es über den Tag verteilt.

Karotten / Möhren

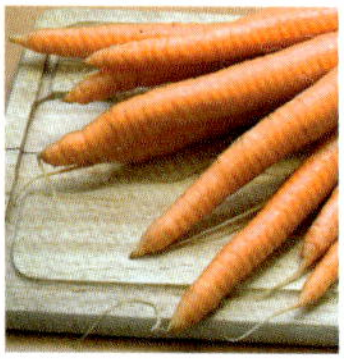

Diese farbenfrohe Gemüseart lieben vor allem Kinder. Und das sollten Sie fördern, denn die Möhre liefert Basen, Vitamine (besonders ß-Carotin, das vor allem für gesunde Augen wichtig ist) und Ballaststoffe, die dem Darm die Arbeit erleichtern. Vor allem ist eine Karotte schnell gewaschen und gegessen.

Kohl

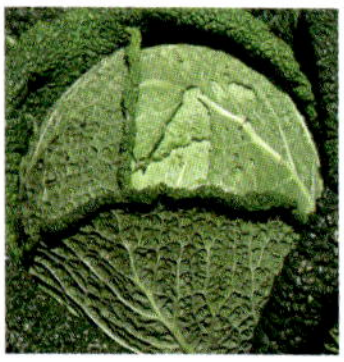

Alle zu dieser Gemüsegruppe zählenden Sorten sind sehr reich an Vitamin C und enthalten neben weiteren Vitaminen auch viele Mineralstoffen wie Kalzium, Kalium, Phosphor, Magnesium, Natrium, Jod und Eisen. Weißkohl, Rotkohl, Chinakohl und Kohlrabi eignen sich hervorragend auch zum roh Essen oder als Salatzutat. Grünkohl, Blumenkohl, Brokkoli und Wirsing müssen hingegen gedünstet werden.

Kürbis

Kürbisse – lange Zeit nur als dekoratives Herbstgemüse genutzt – erfahren heutzutage eine Renaissance. Zu Recht, denn aus ihnen können wir eine leckere Basensuppe zubereiten. Kürbisse enthalten neben Beta-Karotin viel Kalium, das uns entsäuert und für die entwässernde Wirkung dieses Gemüses verantwortlich ist.

„Die Kürbisse sind trocken und kalt und wachsen von der Luft und sind für Kranke und Gesunde gut zu essen."

Hildegard von Bingen

Paprika

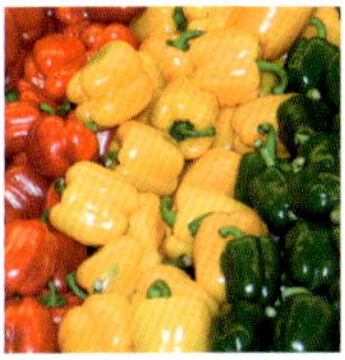

Rot – Gelb – Grün – und los geht es! Mit diesem Gemüse haben Sie einen Star für gesunde, bunte Salate in der Hand. Und wahre Knüller an Vitaminen (besonders Vitamin C) und Mineralien. Aber auch in der Pfanne und im Topf liefern sie einen besonderen Geschmack. Zaubern Sie sich eine ungarische Gemüsepfanne!

Pilze

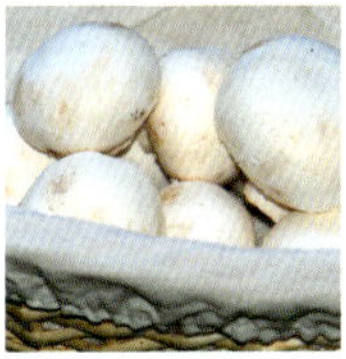

Pilze sind ein Fest für die basische Küche. Besonders Champignons können dabei auch roh verzehrt werden. Aber auch gedünstete Steinpilze, Pfifferlinge oder Shiitakepilze sind leckere gesunde Kost. Zusammen mit Kartoffeln in einer Pfanne sind sie ein Gedicht.

Rote Bete

Die gesunde rote Rübe enthält unglaublich viele wertvolle Schutz-, Vital- und Aufbaustoffe für unseren Organismus. Sie fördert die Blutbildung, schützt unsere Zellen und unterstützt wirkungsvoll jede Entgiftung. Diese enorm positiven Wirkungen kann sie aber nur dann erfüllen, wenn sie roh oder in frisch gepreßter Saftform genossen wird.

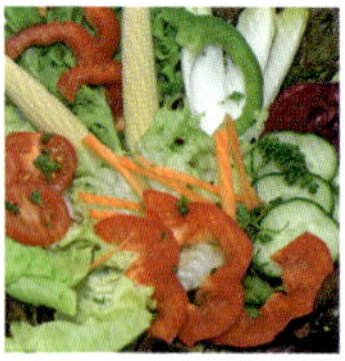

Salate

Auch bei den Blattsalaten gibt es heutzutage eine riesengroße Auswahl: Kopfsalat, Endiviensalat, Feldsalat, Eichblattsalat, Lollo Rosso, Pflücksalat und vieles mehr. Mit ein wenig Olivenöl und gutem Balsamico-Essig haben Sie schnell ein leckeres Gericht zubereitet.

Sellerie

Sellerie enthält die Vitamine A und E sowie viele B-Vitamine, ist reich an Mineralstoffen wie Eisen, Kalzium, Natrium, Schwefel und Phosphor. Sein hohes Ansehen verdankt er allerdings eher seinen ätherischen Ölen und Enzymen. Die Volksheilkunde schreibt diesem basenüberschüssigen Gemüse blutreinigende Wirkung zu und es soll zudem die Bauchspeicheldrüse stärken und entschlacken.

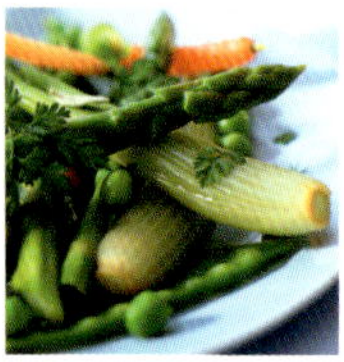

Spargel

Von Diätliebhabern wird der Spargel seit jeher wegen seiner Wasser treibenden Wirkung und dem niedrigen Kaloriengehalt geschätzt. Doch Spargel hat noch mehr für die Gesundheit zu bieten: Das Stangengemüse enthält reichlich basische Mineralstoffe wie Phosphor, Kalium, Kalzium, Natrium und Eisen sowie die Vitamine A, B_1, B_2, B_6 und viel Vitamin C. Grüner Spargel gilt als noch vitaminreicher als sein weißer Kollege. Spargel eignet sich ideal für eine Frühjahrs-Entschlackungs-Kur, weil seine Wasser treibende Wirkung den Körper dabei unterstützt, Gifte und Schlacken loszuwerden.

Spinat

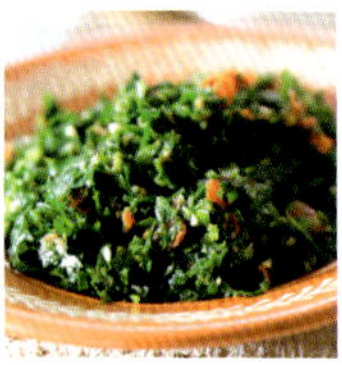

Dass Spinat eine gute Eisenquelle sein soll, ist inzwischen widerlegt worden. Aber dennoch ist das grüne Gemüse wert von seinem schlechten Tiefkühl- und Meist-gehasste-Kinderspeise-Image wegzukommen. Spinat liefert uns genügend Kalium, Kalzium und Phosphor, so dass wir das mit dem Eisen getrost vergessen können. Allerdings sollten Sie auf Bioqualität achten, denn Spinat reichert sonst Schwermetalle an.

Tomate

Den roten Früchten des Nachtschattengewächses wird eine besondere Ausgewogenheit aller Inhaltsstoffe nachgesagt. Die Tomate ist reich an Beta-Karotin, B-Vitaminen und den Vitaminen C und E. Als basischen Mineralstoff liefert sie reichlich Kalium.

Info Lycopin – Gesundheit in der Tube?

Tomaten liefern einen besonderen Stoff, der gegen Krebs wirkt – das Lycopin. Und paradoxerweise reichert sich dieser Stoff besonders in Tomatenmark und -saft an. Denn er geht bei den Verarbeitungsprozessen nicht verloren! Daher: Greifen Sie ruhig ab und zu zur Tube oder Flasche, aber Achtung: Ohne Zucker sollte es sein sonst gilt: ***SÄUREALARM!***

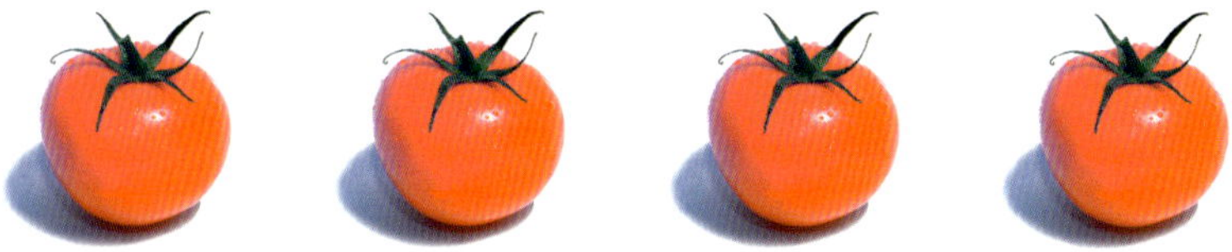

Zucchini

Diese Gurkenverwandte ist auch gleichzeitig eine Gurkenkonkurrenz. Roh oder gedünstet zubereitet liefert sie uns zuverlässig basisch wirkende Mineralien. Und das Gemüse ist das ganze Jahr bei uns zu kaufen.

Zwiebel

Als bewährtes Hausmittel hilft die Zwiebel innerlich oder äußerlich angewandt bei vielerlei Beschwerden. Neben Vitaminen enthält sie Mineralstoffe wie Kalzium, Schwefel und Fluor. Und dies alles bei ganz viel Geschmack, den sie in Salate, Gemüse oder andere Gerichte bringt.

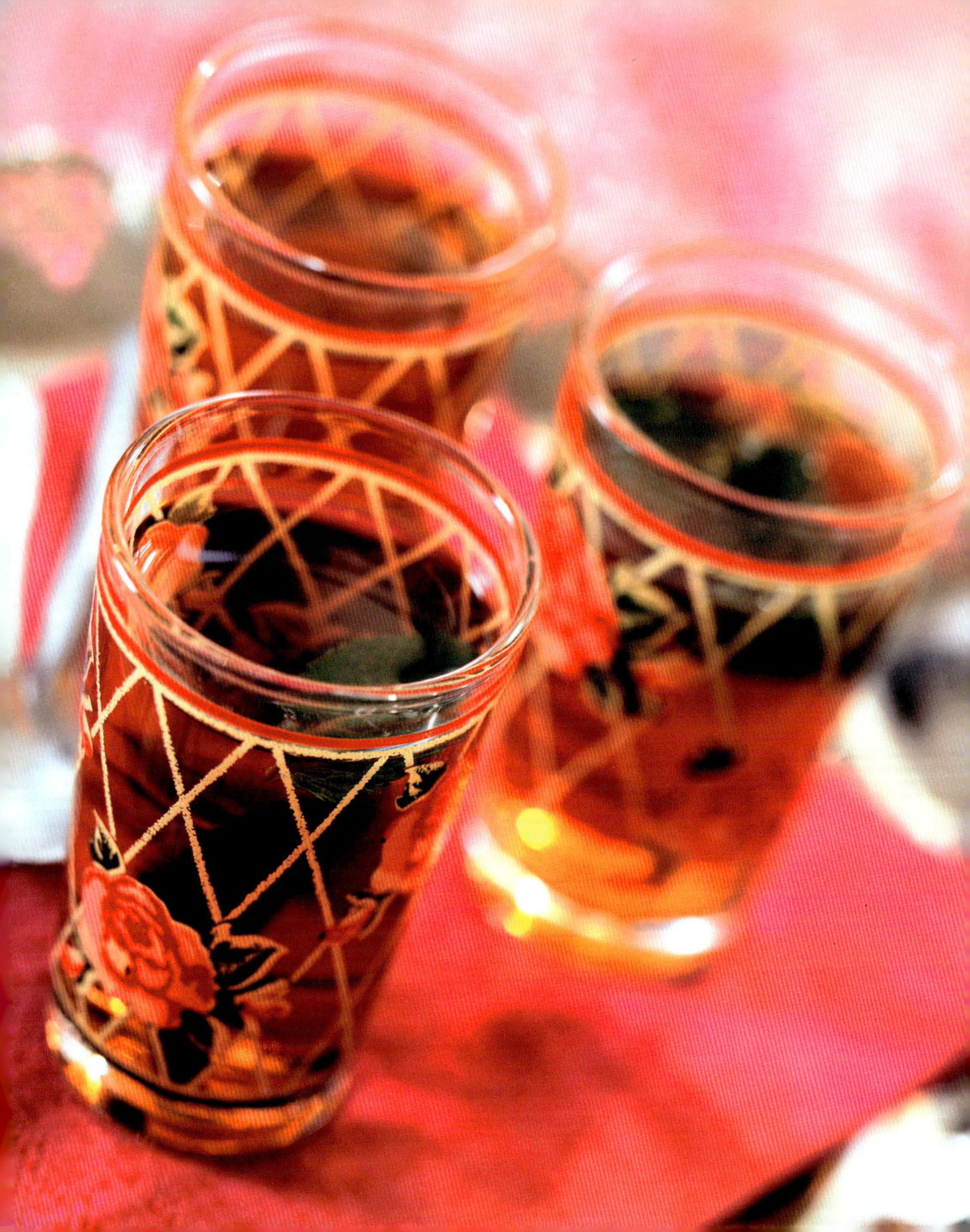

Kapitel 3

Entschlacken durch basische Getränke

Wasser – Quelle der Gesundheit

Wasser ist in unserem Körper das Transportmittel Nummer Eins. Bei Blut, Lymphe und den Gewebsflüssigkeiten ist es Hauptbestandteil. Es befördert damit nicht nur lebenswichtige Stoffe zu allen Körperzellen, sondern nimmt auch alle Substanzen auf, die abtransportiert werden müssen. Fehlt unserem Organismus Wasser, dann bleibt der Müll ganz einfach liegen und es bilden sich Mülldepots mit Säureschlacken und Giftstoffen.

Da alle Zellfunktionen und Stoffwechselvorgänge im Körper nur durch ausreichende Flüssigkeitszufuhr funktionieren, sollten Sie pro Tag mindestens zwei bis drei Liter gutes stilles Mineralwasser trinken. Noch mehr benötigen Sie bei Übergewicht, Entschlackungskuren, Krankheiten und wenn Sie viel schwitzen (Hitze, Sauna, viel Sport).

Sinnvoll ist, wenn Sie drei Liter Wasser glasweise über den Tag verteilt zu sich nehmen anstelle größere Mengen auf einmal. Um die optimale Spülfunktion des Wassers zu nutzen, sollte es mineralstoffarm sein. Denn Wasser, das bereits durch eine Fülle an Mineralstoffen und/oder Kohlensäure gesättigt ist, kann nicht mehr so gut Gift- und Schlackenstoffe zum Abtransport aufnehmen. Und ganz wichtig: Trinken Sie schon vor dem Durst, denn kommen Durstgefühle auf, sind diese bereits als ernste Warnsignale des Körpers zu verstehen, die darauf hinweisen, dass bereits ein bedeutender Flüssigkeitsmangel besteht.

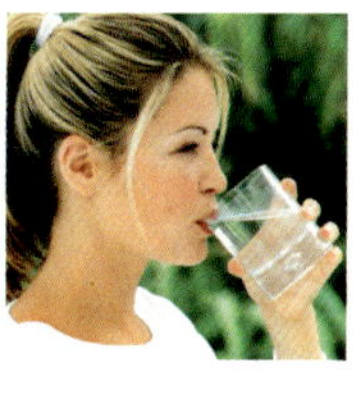

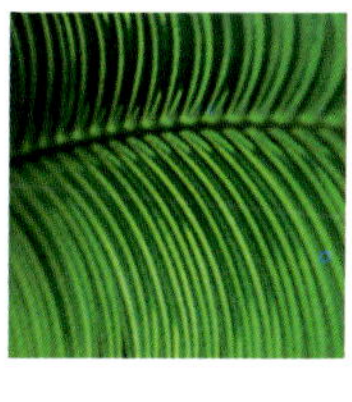

Am Urin lässt sich erkennen, ob man ausreichend getrunken hat: Je heller und durchsichtiger er ist, um so besser ist ihr Flüssigkeitsstatus im Körper. Ein dunkler Urin deutet auf Flüssigkeitsmangel hin (allerdings: Die Ernährung beeinflusst die Farbe des Urins ebenfalls, wenn Sie z.B. Rote Bete essen, verfärbt sich der Urin). Während einer Entschlackungskur kann der Urin aufgrund der erhöhten Schlackenausscheidung trotz vielen Trinkens dunkel sein.

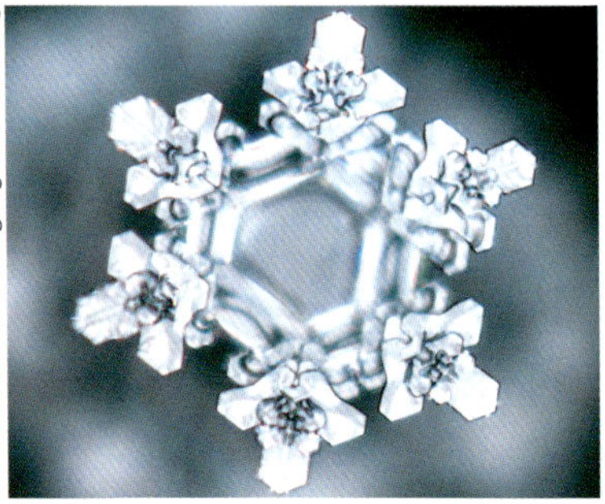

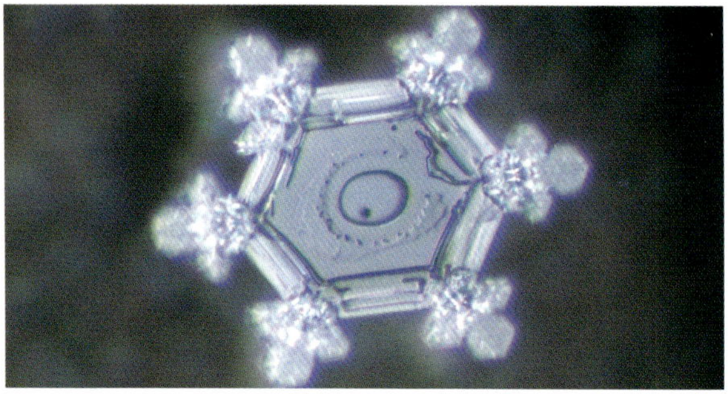

Mit freundlicher Genehmigung des Koha Verlag

Info

Seit den Forschungen des Japaners Masaro Emoto ist klar – auf die Qualität des Wassers kommt es an! Denn Wasser ist nicht gleich Wasser: Mit seinen Aufsehen erregenden Wasserkristallbildern wies Emoto nach, dass es tatsächlich einen gravierenden Qualitätsunterschied ausmacht, ob man z.B. kalk- oder schadstoffbelastetes Wasser trinkt oder natürliches, lebendiges, weiches und schadstoffarmes Quellwasser. Entscheiden Sie sich also für ein gutes Wasser, denn Wasser bedeutet Leben. Ideal ist reines Quellwasser, Sie können aber auch weiches Leitungswasser energetisch verbessern durch Bergkristalle, Rosenquarz oder Wasserverwirbler.

„Im Wasser ist das Heil."

Pfarrer Kneipp

Weil wir das ausreichende Trinken während eines geschäftigen Tages häufig vernachlässigen oder vergessen und auch Durstgefühle mit Hungergefühlen verwechseln, ist es ratsam, sich seine 2-bis-3-Liter-Tagesration demonstrativ jeden Tag gut sichtbar bereitzustellen – im Auto, am Arbeitsplatz und Zuhause. Diesen Tipp sollten ältere Menschen besonders beherzigen, denn sie haben häufig gar keine natürlichen Durstgefühle mehr – daher sollte das Wassertrinken als gute Gewohnheit antrainiert werden.

Je gesünder Sie sich ernähren, desto sensibler werden auch Ihre Geschmacksnerven: Nach einiger Zeit ohne Geschmacksverstärker, übermäßigen Zucker- und Alkohol- und Nikotinkonsum werden Sie bald zum „Wassergourmet" und können die verschiedenen Wässer selbst geschmacklich beurteilen.

Natürliche gesunde Schönheit beginnt von innen! Ein Körper, der von Gift- und Abfallstoffen befreit ist, hat auch eine schöne rosige Haut, da über sie keine Giftstoffe hinausbefördert werden müssen. Auch die Hautelastizität und ihr Feuchtigkeitsgehalt hängen maßgeblich davon ab, ob unser Wasserhaushalt stimmt. Ist der Feuchtigkeitsgehalt der Haut sehr niedrig, dann bilden sich vorzeitig Trockenheitsfältchen aus.

Übrigens: Ein bewegter Muskel weist eine 200-mal höhere Durchblutung auf als ein unbewegter. Mäßige Bewegung beschleunigt und intensiviert auch die Entschlackung: Bei Bewegung in Kombination mit ausreichender Flüssigkeitszufuhr werden also auch die Abfallstoffe 200-mal schneller abtransportiert! Nutzen Sie diese Tatsache aus und trinken Sie beim Sport oder vor Ihrem Spaziergang.

„Je älter Sie werden, umso mehr sollten Sie trinken und Frisches essen. Das bringt Sie dem Ziel, gesund zu bleiben und auch mit zunehmenden Alter körperlich und geistig agil zu sein, ein großes Stück näher."

Dr. med. Petra Bracht - Ärztin für Allgemeinmedizin und Dozentin für Gesundheit und Ernährung

Fitmacher Nummer 1: Obst- und Gemüsesäfte

Das Beste, was uns die Natur zu bieten hat, erhalten wir in komprimierter Form in Obst- und Gemüsesäften. Mineralien, Spurenelemente und Vitamine finden Sie hier eingebettet in ihre biologischen Strukturen – genau so, wie sie der Körper am besten aufnehmen kann. Und besonders wertvoll sind natürlich die gerade frisch gepressten Säfte. Wer keine Zeit zum Selbstentsaften hat, kann leckere Obst- und Gemüsesäfte auch im Reformhaus oder im Bioladen kaufen. Die dort angebotenen Säfte enthalten meist keine chemischen Zusätze und wurden schonend hergestellt, um den größtmöglichen Vitalstoffgehalt zu bewahren. Werfen Sie auch dort einen Blick auf die Zutatenliste, ob die Säfte nachgesüßt wurden, dann gilt: Achtung Säurealarm!

Der richtige Entsafter
Nur mit einem guten Entsafter macht das Saftpressen auch langfristig Freude. Lassen Sie sich beim Kauf eines Gerätes in einem Fachgeschäft beraten. Sehr wichtig ist ein starker Motor und eine messerscharfe Klinge mit mindestens 6000 Umdrehungen/Minute. Auch sollte das Gerät geräuscharm und leicht zu reinigen oder spülmaschinenfest sein, dann lässt sich das Entsaften leicht in den Alltag integrieren. Ansonsten verlieren Sie durch die Mehrarbeit schnell die Lust daran.

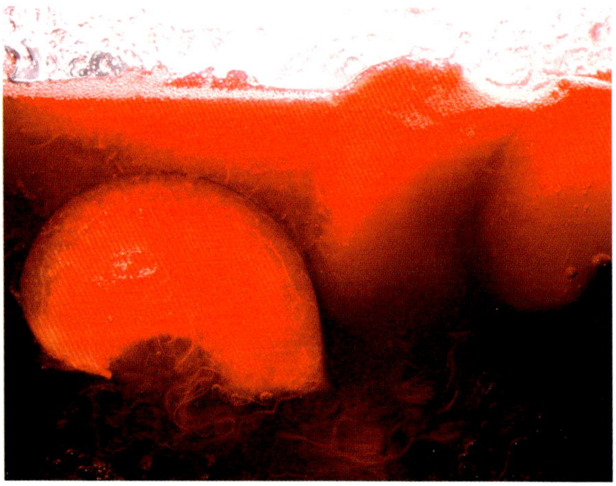

Langsam und gleichmäßig gelangen diese alkalischen Drinks ins Blut, versorgen unseren Körper mit Wasser, transportieren Schadstoffe ab und liefern gleichzeitig wertvolle Mineralstoffe und Vitamine in ihrer größtmöglichen biologischen und energetischen Verfügbarkeit – besser, frischer und direkter können Sie die gesunden Vitalstoffe kaum zu sich nehmen!
Trinken und genießen Sie Gemüse- und Obstsäfte langsam und nicht hastig, so, als ob Sie den Saft essen würden. Lassen Sie sich für ein Glas frisch gepressten Saft rund 15 Minuten Zeit zum Trinken. Wie auch beim Essen gilt: gut einspeicheln, denn so können die wertvollen Mineralien und Vitamine auch schon direkt über die Schleimhäute des Mundes von unserem Organismus aufgenommen werden.

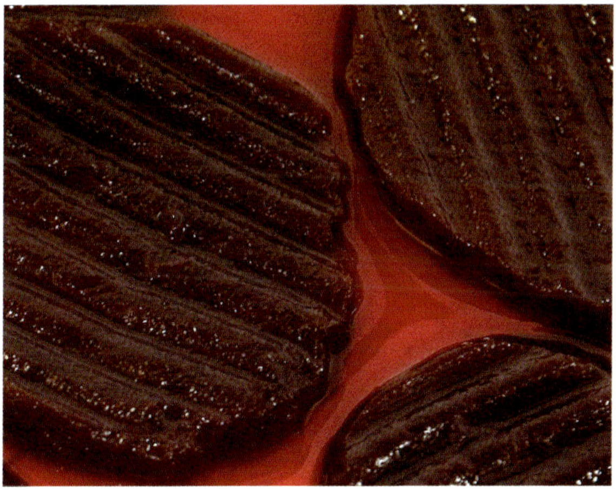

Rezept-Tipp: Entschlackungscocktail
Dieser Cocktail schwemmt nicht nur schnell und wirkungsvoll Schlackenstoffe aus Ihrem Organismus, sondern schmeckt zudem sehr gut:
3 mittelgroße Karotten
½ Gurke
½ Rote Bete
Gemüse putzen, klein schneiden und in den Entsafter geben. Direkt schluckweise trinken.

Die Wirkung einzelner Säfte auf den Körper:

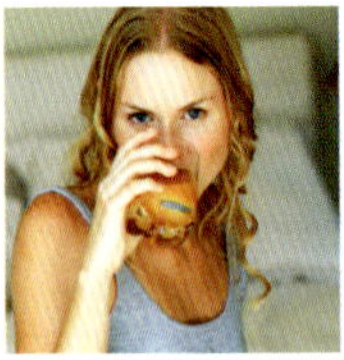

Verschiedene Gemüse- oder Obstsäfte haben auf Ihren Organismus unterschiedliche Wirkungen, suchen Sie sich aus der folgenden Liste das Passende aus. Selbstverständlich können Sie mehrere Säfte miteinander kombinieren und ganz neue alkalische Entschlackungsdrinks kreieren – Ihrem Erfindungsreichtum sind keine Grenzen gesetzt: Wir wär's denn mal mit einem Fenchel-Rote-Bete-Apfelsaft? Oder lieber mal mit einem Tomaten-Kohl-Sellerie-Saft? Oder mögen Sie's lieber fruchtig? Dann probieren Sie mal einen Ananas-Papaya-Nektarinen-Drink – Sie werden begeistert sein! Wenn Ihnen manche Säfte in der Anfangszeit zu „stark" sind, können Sie sie nach Belieben mit etwas Wasser verdünnen.

Karottensaft

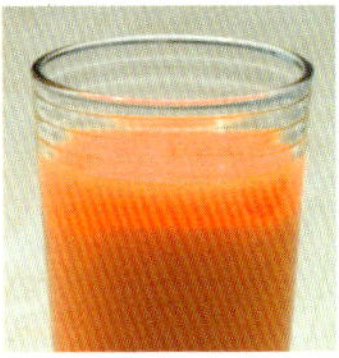

Kaufen Sie zum Saftpressen bevorzugt feste, glatte Karotten, ohne Bruchstellen. Karottensaft ist ein Tausendsassa unter den Gemüsesäften, da er zur Normalisierung aller Körperfunktionen beiträgt. Mit rund 20 mg pro Glas ist der Karottensaft eine der besten Quellen für Provitamin A (=Betakarotin). Er ist ein unerreichtes Kräftigungs- und Vitalisierungsmittel, hilft bei Darm- und Lebererkrankungen, stärkt die Knochenstruktur und verhilft zu einer samtig reinen Haut. Damit leistet Karottensaft einen hervorragenden Beitrag für unsere Gesundheit und unser Wohlbefinden.

Gurkensaft

Die Gurke ist wohl eines der besten natürlichen Diuretika, das wir kennen – sie fördert die Wasserausscheidung des Körpers enorm. Der hohe Kaliumgehalt der Gurke macht ihren Saft zum wertvollen Basendrink. Gurkensaft ist sehr schmackhaft und lässt sich auch gut mit Karottensaft mischen. Er hilft bei Zahnfleischproblemen, Hautunreinheiten, brüchigen Nägeln und Haarausfall und lässt uns die jugendliche Vitalität erhalten, ganz entsprechend der gut bekannten Gurkenmaske!

Orangensaft

Kaufen Sie zum Saftpressen schwere dünnschalige Früchte, denn diese speichern am meisten Saft. Orangensaft ist reich an den Vitaminen A, B, C und den Mineralien Kalzium, Kalium, Magnesium und Silizium. Es gibt nur wenige Früchte deren alkalischer Effekt so rasch auf den übersäuerten Körper einwirkt. Da der Saft schnell oxidiert, sollte er innerhalb von 15 Minuten nach dem Pressen getrunken werden.

Papayasaft

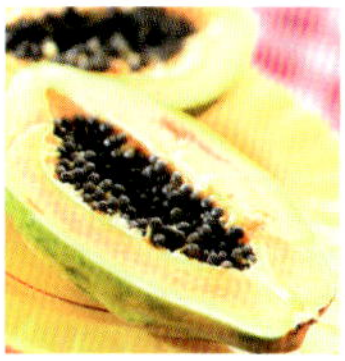

Der Papayasaft enthält das Enzym Papain, das der Eiweißverdauung dient. Der Saft ist sehr wohlschmeckend und hilft bei vielen körperlichen Beschwerden und stärkt das allgemeine Wohlbefinden – es gibt kaum einen Bereich, in dem die enzymreiche Papaya nicht ihre Wirkkraft entfalten würde! Papayasaft ist besonders reich an Vitamin C und Kalium und enthält weitere wichtige basische Mineralstoffe in wirksamen Mengen.

Löwenzahnsaft

Rohen Löwenzahnsaft kann man sowohl aus Blättern wie auch aus der Wurzel gewinnen. Er wirkt stark alkalisch und ist sehr nützlich bei Übersäuerungszuständen des Körpers. Löwenzahn enthält außergewöhnlich viel Kalium, Kalzium und Natrium und zählt zu den Pflanzen mit dem höchsten Magnesium- und Eisengehalt. Am besten trinken Sie Löwenzahnsaft immer im Verbund mit Karotten und anderen Gemüsesäften, nicht nur um den etwas bitteren Geschmack zu überdecken, sondern auch um die bestmögliche Wirkung auf unseren Organismus zu erreichen und die Aufnahme der gesunden Stoffe in den Körper noch verbessern.

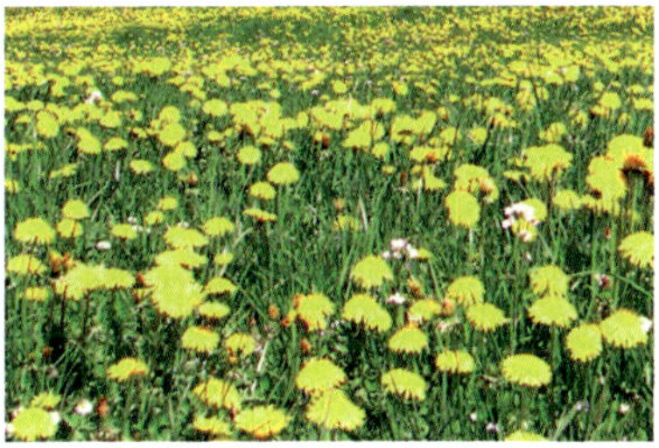

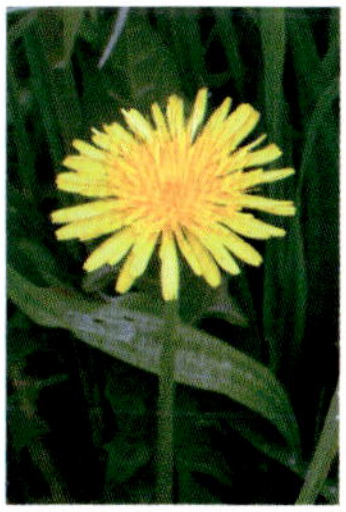

Selleriesaft

Roher Selleriesaft enthält außergewöhnlich hohe Mengen an Kalium. Diese Tatsache macht ihn zu einem der wertvollsten Entschlackungssäfte für Menschen, die gerne und viel konzentrierte Zucker- und Stärkeprodukte verzehrt haben oder sehr viel Hochleistungssport betreiben. Weil der Selleriesaft kühlend wirkt, ist er ein ausgezeichnetes Getränk bei heißem Wetter.

Rote Bete Saft

Etwas Geheimnisvolles umwebt die Rote Bete, denn ihr Saft ist so rot wie Blut. Sie enthält wichtige Vitamine und Mineralstoffe sowie ätherische Öle und Enzyme. Das in ihr enthaltene Betain gilt als Leberschutzstoff. Achtung: Da Rote Bete Nitrat speichert, sollten Sie sie nur aus biologischem Anbau entsaften.

Wassermelonen Saft

Wassermelonen bestehen aus bis zu 98 % Wasser und machen sie damit zu einem idealen Saftlieferanten. Und wer einmal den lecker-süßen Melonensaft getrunken hat, kann davon nicht mehr lassen. Der Saft schmeckt aber nicht nur gut, sondern er ist zudem außerordentlich nährstoffreich. Wassermelonensaft enthält besonders viel Provitamin A, Kalium und Zink.

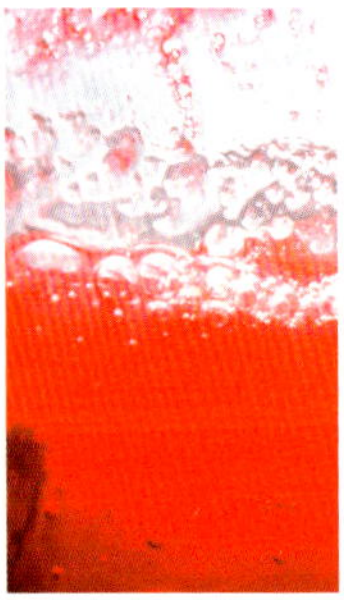

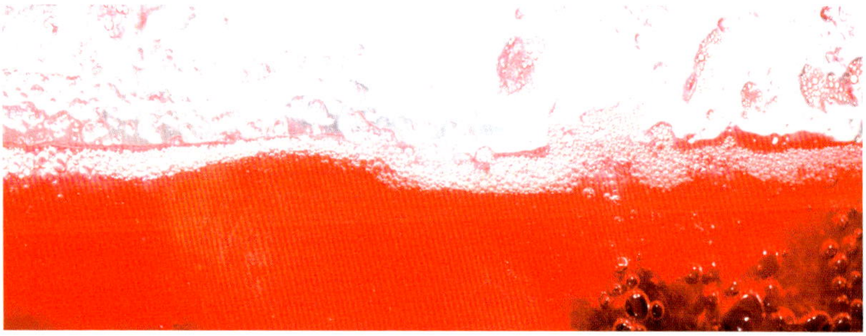

Weitere Getränke: Aber bitte mit Base!

Basischer Kräuter Tee

Hochwertige Kräuter liefern Basen-Tees mit wohltuender Bekömmlichkeit und Wirkung. Durch die Komposition vieler verschiedener basisch wirkender Kräuter, enthält eine basische Teemischung eine Vielfalt an Mineralstoffen und Spurenelementen aus dem Pflanzenreich. Sie zeichnen diesen Tee durch Aroma und seine schlackenlösende Wirkung aus.

Ein basischer Kräuter Tee ist ein guter Haustee für jeden Tag und gilt auch als ideale Unterstützung zum Entschlacken, beim Fasten oder bei einer Cellulite-Kur. Im Sommer, wenn es heiß ist, können Sie basischen Kräuter Tee auch gekühlt mit Eis genießen. Vesuchen Sie es mal mit Birkenblättern, Lindenblüten, Salbei, Brennnesselblätter, Fenchel, Löwenzahn, Tausendgüldenkraut oder Schafgarbe.

Zubereitung:

Einen Esslöffel basische Kräuter mit einem Liter kochendem Wasser überbrühen und nach Herstellerangaben zwei bis zehn Minuten ziehen lassen. Bei nur einer Tasse entsprechend weniger Kräuter verwenden.

Anwendung:

Am besten den Tee in einer Thermoskanne aufbewahren und über den Tag verteilt bis zu einem halben Liter tassenweise trinken. Zur Begleitung während Entschlackungs-, Fasten- oder Cellulitekuren sollten Sie bis zu einem Liter solcher Tees über den Tag verteilt trinken.

Wichtig!

Basischer Kräuter Tee löst alte Schlacken und erweckt sie damit in unserem Organismus sozusagen neu zum Leben. Damit sie auch ausgeschieden werden können bedarf es gleichzeitig einer mineralstoffreichen Ernährung oder der Zufuhr von Basen aus einer Nahrungsergänzung, um die frei gewordenen Säuren zu neutralisieren. Außerdem ist eine hohe Flüssigkeitszufuhr (Wasser!) wichtig, damit die neutralisierten Säuren auch abtransportiert und ausgeschieden werden können. Als Faustregel gilt daher: Pro Tasse Tee sollten zwei Gläser stilles Mineralwasser getrunken werden.

Basische Kräuter- und Gemüsemischungen

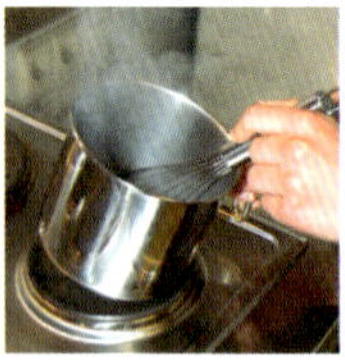

Eine vegetarische basische Brühe können Sie ganz einfach durch Kochen verschiedener Kräuter und Gemüse zubereiten. Wenn es schnell gehen soll: Einfach einen Teelöffel vegetarische Kräuter-Gemüse-Würze auf eine Tasse heißes Wasser geben – umrühren, fertig! Diese basenaktive Brühe schmeckt gut und liefert unserem Körper eine Fülle natürlicher Nährstoffe. Ideal ist sie bei Fasten- und Entschlackungskuren für zwischendurch oder im Winter, wenn Ihnen einfach der Sinn nach einer guten heißen Brühe steht!

Warmes Wasser mit Sango Korallenpulver

Sango Korallen aus Okinawa (Japan) enthalten rund 70 verschiedene Mineralstoffe und Spurenelemente mit einem sehr hohen Kalzium- und Magnesium-Anteil. Pulverisiert gelten diese Korallen als sehr effektiv basisch wirkende Nahrungsergänzung, denn ihre Mineralstoffe sollen vom Körper zu 100 % absorbiert werden. Aufnahmen aus der Dunkelfeldmikroskopie zeigen, dass deren Wirkung bereits 30 Minuten nach der Einnahme erkennbar sind. Die beste Form der Aufnahme erfolgt über warmes Wasser:
Geben Sie pro Tag ein Messbecherlöffelchen auf ein Glas warmes Wasser. Umspülen Sie damit die Mundschleimhäute bevor Sie schlucken und trinken Sie es langsam. Wie auch beim Basen-Tee gilt: Trinken Sie zwei Gläser Wasser nach. Eine regelmäßige und langfristige Einnahme empfiehlt sich bei bestehendem Kalziummangel, Osteoporose, Parodontose und allen weiteren Erkrankungen, die mit einer Entmineralisierung der Knochen in Zusammenhang stehen.

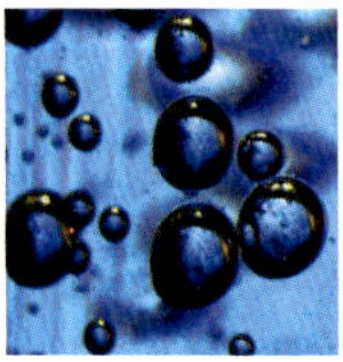

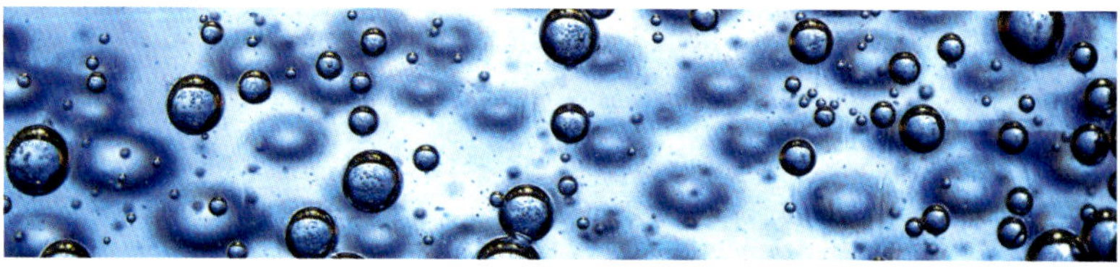

„Die Sango-Meeres-Koralle liefert über die fossilen Ablagerungen ionisierte und basenaktive Mineralstoffe mit einer einzigartigen Bioverfügbarkeit für den Körper."

Reinhard Danne - Arzt für Allgemeinmedizin

Wasser mit Zitronensaft

Wasser mit einigen Spritzern frischem Zitronensaft – das ist die gesunde Abwechslung zu stillem Mineralwasser. Der Drink – ob warm oder kalt genossen – liefert wertvolles Vitamin C fürs Immunsystem und wirkt darüber hinaus sehr basisch:

Jede Zitrone enthält 6 bis 8 % Zitronensäure. Sie ist für den sauren Geschmack der Frucht und des Saftes verantwortlich. Zitronensaft regt die Tätigkeit von Leber und Galle an und wirkt entgegen landläufiger Meinung nicht übersäuernd auf den Organismus – ganz im Gegenteil! Bei der Verdauung wird der Körper durch die Zitrone mild entsäuert.

pH 8,7 basisch

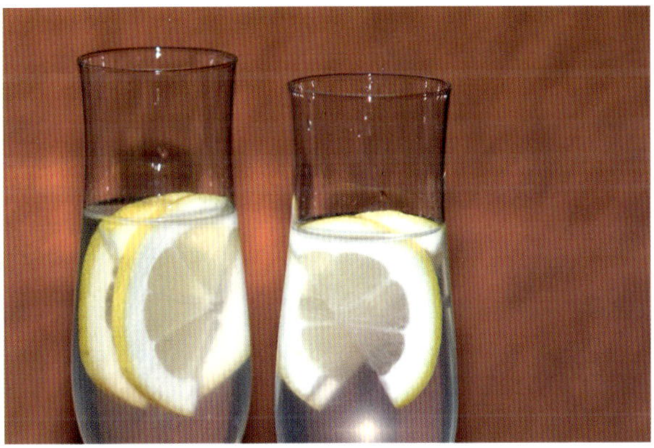

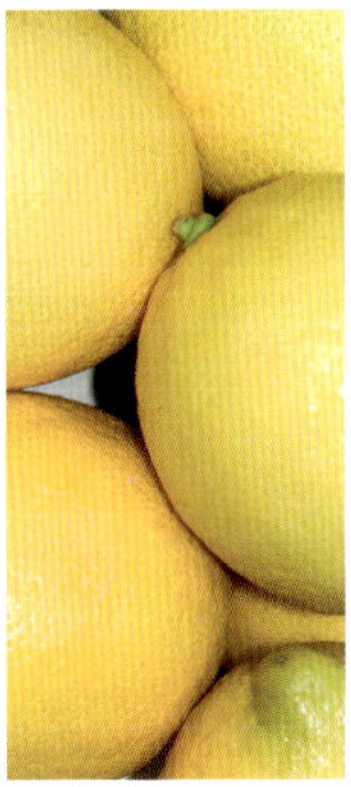

Wasser mit grüner Heilerde

Das überlieferte Wissen über heilende Anwendungen mit Ton- oder Mineralerde ist so alt wie die Menschheit selbst. Besonders geschätzt wird die grüne Heilerde in der Naturheilkunde, denn sie versorgt den Körper mit lebenswichtigen Mineralien und Spurenelementen. Erstmals wurde die Wirkung von dem Naturheilkundigen Emanuel Felke (1856-1926) untersucht. Er fand heraus, dass sich für Heilanwendungen der aus eiszeitlichen Ablagerungen gewonnene Löss am besten eignet. Für die innerliche Einnahme muss die Heilerde sehr fein zermahlen werden. Denn je feiner das Pulver ist, umso besser können die Zellen die enthaltenen Mineralien aufnehmen. Grüne Mineralerde ist reich an wertvollen Stoffen wie Kieselsäure, Kalzium, Magnesium, Eisen und vielen weiteren wichtigen Mineralstoffen und Spurenelementen.

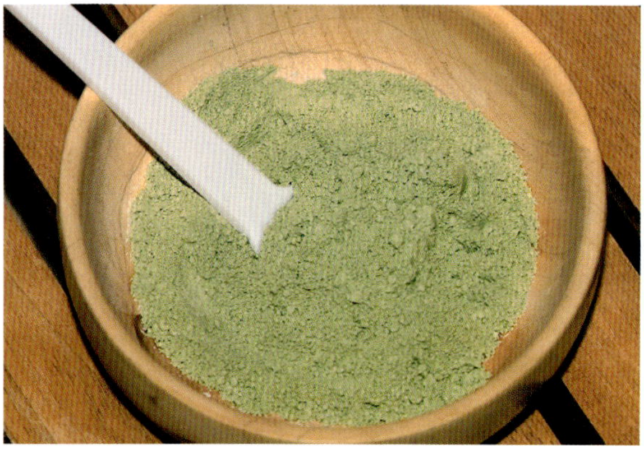

Der hohe Mineralstoffgehalt macht ein Glas Wasser mit einem Teelöffel Heilerde zum wirkungsvollen Basengetränk. Zudem wirkt die Heilerde entgiftend auf den Darm, weil sie Gär- und Fäulnisstoffe zu binden vermag. Diese Wirkung ist besonders stark, wenn Sie ein Glas Heilerdewasser morgens auf leeren Magen trinken.

Auch bei Entzündungen im Mund- und Rachenraum profitieren Sie von dem mineralhaltigen Basengetränk, denn es hat die Fähigkeit Bakterien zu binden. Äußerlich können Sie grüne Heilerde für Gesichtsmasken bei unreiner Haut, als Auflagen zur Wundheilung und auch für mineralisierende Teil- und Vollbädern verwenden.

Indischer Champagner – abgekochtes Wasser

„Indischer Champagner“ – so nennen Liebhaber des abgekochten Wassers ihr wirkungsvolles Entschlackungsgetränk. Diese Heilanwendung kommt ursprünglich aus dem Ayurveda. Ayurveda ist die mehrere Jahrtausende alte ostasiatische Wissenschaft vom „langen Leben“, deren Ursprung in der indischen Tradition liegt. Auch heute noch werden in Indien drei Viertel aller Erkrankungen nach diesem Prinzip behandelt.

„In Gaststätten bitte ich stets um ein solches Getränk aus der Kaffeemaschine, in der das Wasser ja bereits lange kocht.“

Dr. med. dent. Beck - Mediziner und Buchautor

Der „Indische Champagner“ tut der Verdauung gut, denn alle Stoffe werden leichter durch den Darm transportiert und hinterlassen weniger Ablagerungen. Durch den inneren Reinigungseffekt wird auch die Haut klarer und sieht frischer und rosiger aus.

Und so geht`s: Einen Liter Wasser mindestens zehn Minuten abkochen, in eine Thermoskanne abfüllen und über den ganzen Tag verteilt warm trinken – möglichst jede halbe Stunde ein paar Schluck.

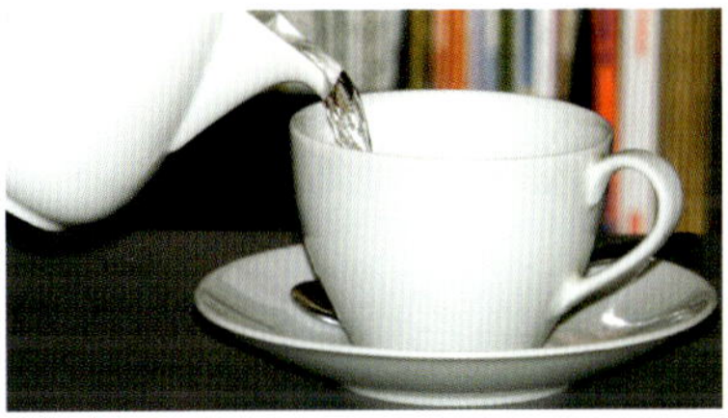

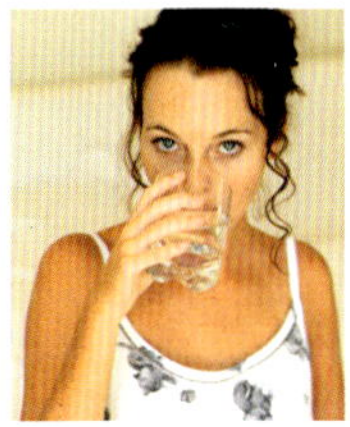

Info Extra-Tipp:

Bei einem schwachen Stoffwechsel können Sie dem Wasser eine kleine Prise Ingwerpulver beimengen. Ideal: Frische Ingwerwurzelstückchen gleich zehn Minuten mitkochen.

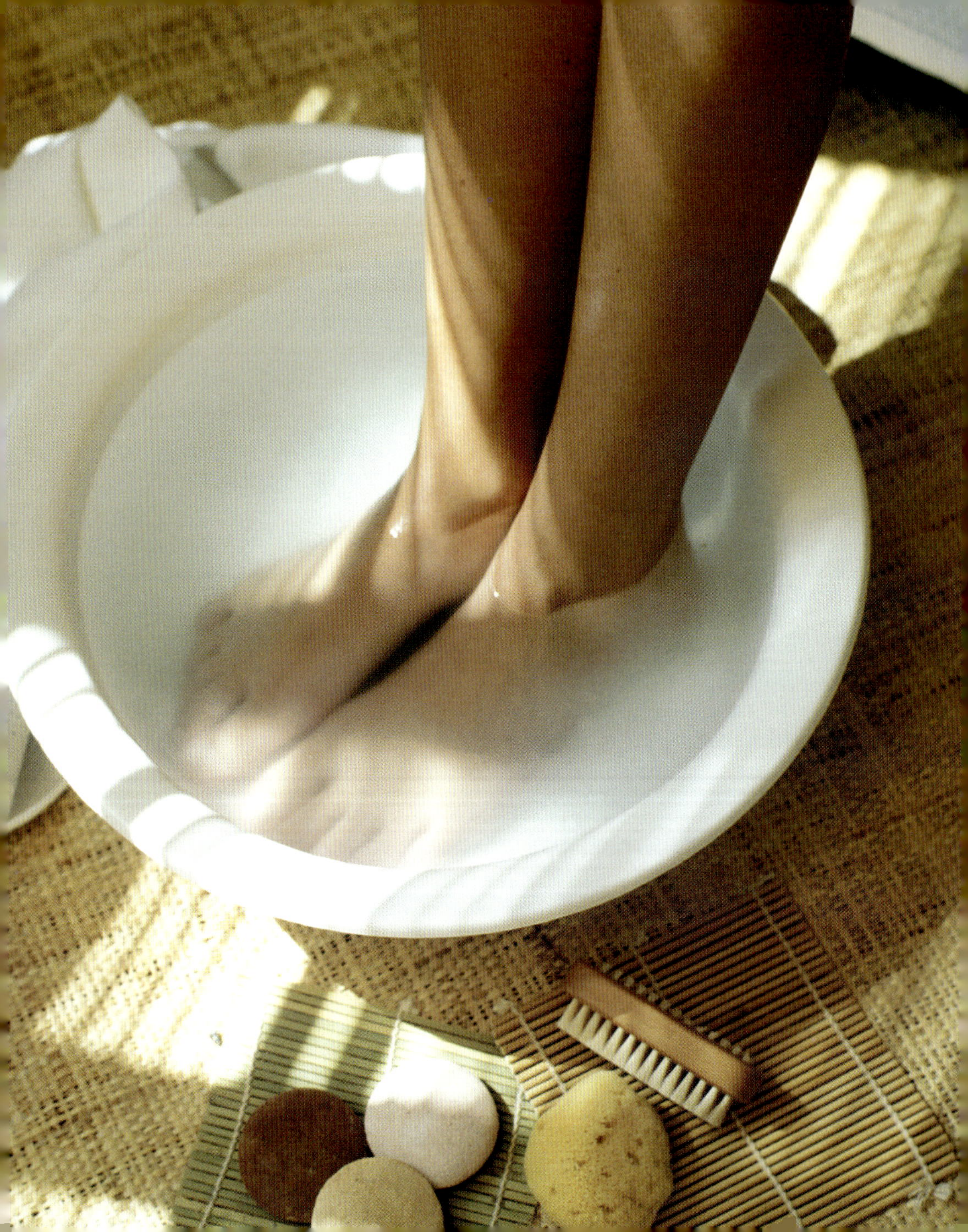

Kapitel 4

Fit & vital durch basische Anwendungen

Basische Anwendungen sind neben der Ernährungsumstellung und der Zufuhr von basischen Mineralien ein ganz wichtiger Baustein in der ganzheitlichen Entsäuerung! Denn nicht nur Nieren-Blasen-Trakt, Darm und Lunge zählen zu den Ausscheidungsorganen, sondern auch die Haut. Wir können über sie entsäuern und entschlacken. Mit basischen Anwendungen unterstützen wir den Körper effektiv und wohltuend dabei.

Die Haut ist viel mehr als nur eine schützende Hülle für unseren Körper. Sie ist unser größtes Organ und erfüllt für uns lebenswichtige Funktionen. Auf der Haut zeichnen sich viele Symptome ab, die das Stoffwechselsystem des Menschen widerspiegeln. Ihr Aussehen verrät viel über unser psychisches Befinden, daher wird sie häufig als „Spiegel der Seele" bezeichnet. Sie ist auch unser wichtigstes Kontaktorgan - unsere Verbindung zur Außenwelt.

Extra-Tipp: Rot-Grüne Power!

Rotes und grünes Gemüse – je dunkler umso besser – hält die Haut gesund. Die Stoffe in Broccoli, Möhre, Kohl & Co. wehren schädigende Umwelteinflüsse ab, die sich sonst zerstörerisch auf das Hautbild auswirken können.

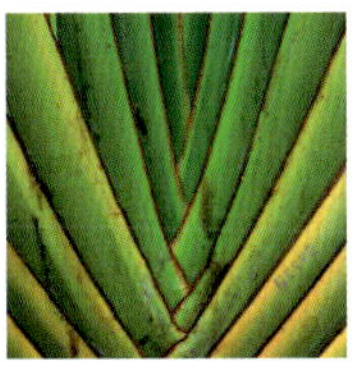

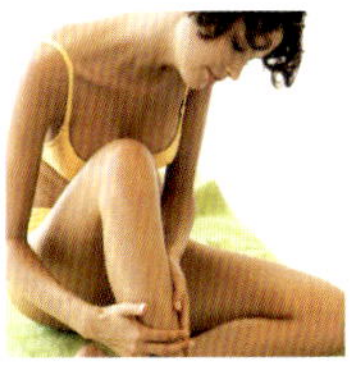

Tausendsassa: Basisches Badesalz

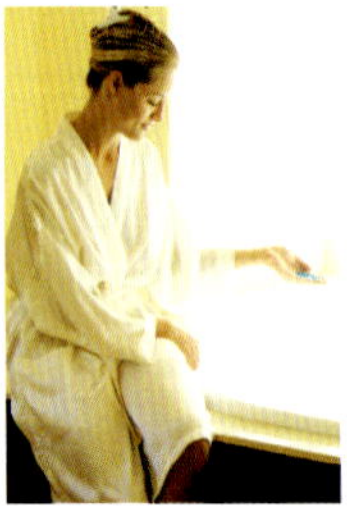

Basisches Badesalz ist ein Tausendsassa was Wirkung und Anwendungsmöglichkeiten betrifft, und viele schätzen es als einen wahren Jungbrunnen für Körper, Haut und Seele.
Basische Körperpflege ist übrigens keine Erfindung der Neuzeit! Ob Römer, Perser, Ägypter oder Azteken, alle benutzten basische Grundkomponenten in der Körperpflege. Schon die alten Ägypter verwendeten Pflanzenasche, die in Verbindung mit Wasser seifig wurde. Hierzulande wusch man sich in früheren Zeiten mit flüssiger Schmierseife (pH-Wert 9). Und in Japan haben die basischen Auslaugebäder heute noch Tradition.

Info ***Der Säureschutzmantel der Haut – ein Märchen?***

Der pH-Wert der Haut liegt im leicht sauren Bereich. Die Kosmetikindustrie jedoch glaubt, dass es sich hierbei um einen so genannten „Säureschutzmantel" handelt und produziert daher Körperpflegeprodukte mit sauren pH-Werten. Säure – Basen – Experten empfehlen hingegen basische Hautpflege. Diese neutralisiert die von der Haut ausgeschiedenen Säuren und unterstützt die gereizte Körperoberfläche. Saure Körperpflege jedoch hemmt diese natürliche Abgabe von Säuren und wirkt damit einer gesunden Entschlackung entgegen.

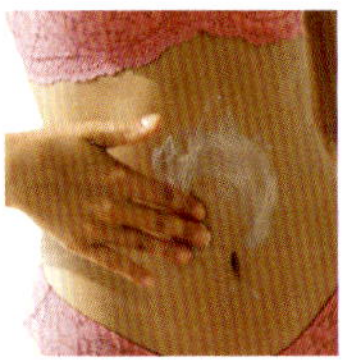

Doch das Wissen um die basischen Anwendungen geriet bei uns in Vergessenheit, als die moderne Kosmetikindustrie vor rund 50 Jahren damit begann, Kosmetika auf Basis von Erdölprodukten herzustellen. Doch nun kehren wir mit den basischen Mineralsalzen zu den Wurzeln der Hautpflege zurück: Man kann nicht nur darin baden, sondern sie dienen auch als Grundlage für Wickel, Gesichtsmasken, Peelings, man kann sie trinken, zum Zähneputzen oder für die Handpflege verwenden, zur Prothesenreinigung, als mineralisierende Haarpackung, zum Inhalieren und ... und ... und ...

Basische Mineralsalze sind z.B. Natriumbicarbonat, Meersalz oder andere natürliche Mineralien. Sie unterstützen das Basische unseres Körpers. Durch Waschungen, Auflagen und Bäder helfen sie nicht nur dabei Säuren auszuscheiden, sondern sie wirken gleichzeitig regulierend auf die Talgdrüsenproduktion. Die Haut erhält ihre natürliche Geschmeidigkeit und Elastizität wieder zurück. Verwenden Sie nach basischen Anwendungen zur Pflege nur natürliche Öle und Cremes.

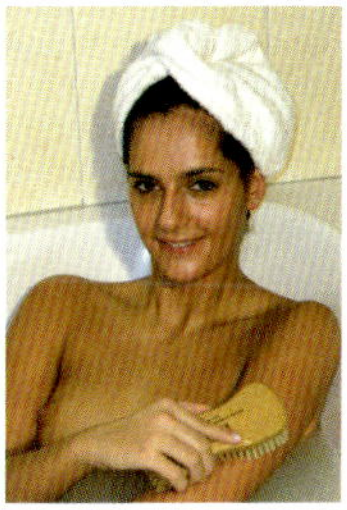

Das Basenbad - Entspannung und Entschlackung pur

Durch basische Bäder werden die Poren der Haut sanft geweitet und ihre natürliche Funktion der Säure- und Giftausscheidung unterstützt. Denn auf der Hautoberfläche können die Säuren mit dem basischen Badewasser reagieren und sich direkt von der Haut lösen. Das macht die Haut frei um weitere Säuren abzugeben und weiter zu entschlacken.

Basenbäder sind für alle Hauttypen bestens geeignet. Rissige Haut wird wieder weich und geschmeidig, fette und zu Akne neigende Haut beruhigt und reguliert sich und wird zusehends klarer. Auch die Haut von Neurodermitis- und Schuppenflechte-Patienten kann von basischen Bädern profitieren.

„Lösen kann man die Schlacken mit Kräutertees, neutralisieren kann man sie mit Mineralien und ausleiten über die Haut durch basische Bäder."

Bärbel Mohr – Bestseller-Autorin

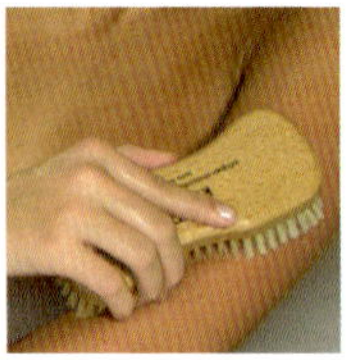

Und so geht's: Geben Sie nach Herstellerangaben Mineralsalze in ihre Badewanne und füllen Sie sie mit Wasser auf. Der pH-Wert des Bades sollte über acht liegen. Das Wasser sollte etwa Körpertemperatur haben. Während des Basenbades können Sie die Säureausscheidung über die Haut durch Bürstenanwendungen zusätzlich anregen: Streichen Sie etwa alle zehn Minuten Ihren Körper mit einer Bürste oder einem Massagehandschuh ab. Beginnen Sie eine Bürstenmassage immer herzfern an den Beinen.

Die Badedauer bestimmen Sie selbst, beginnen Sie zunächst mit etwas über einer halben Stunde, denn erst nach zirka 30 Minuten setzt der entschlackende Effekt des Basenbades ein, nach etwa 90 Minuten ist er am größten. Nehmen Sie sich also ausgiebig Zeit für dieses entspannende und hautpflegende Badevergnügen. Sie können die Badedauer langsam auf eine bis mehrere Stunden steigern. Bei starker Verschlackung wurden mit täglichen, basischen Bädern, die bis zu acht Stunden andauerten, gute Erfolge verzeichnet.

Nach dem Basenbad das Badewasser nicht abduschen, da die basischen Mineralstoffe sehr hautpflegend wirken, in warme Tücher einwickeln und für mindestens 30 Minuten nachruhen.

Info Erfolg, den Sie selbst messen können!

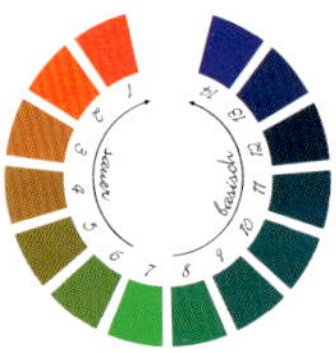

Dass Sie im basischen Mineralstoffbad tatsächlich Säuren ausscheiden, können Sie mit einem Indikatorpapier ganz leicht selbst austesten. Messen Sie den pH-Wert des Badewassers vor und nach Ihrem Bad. Sie werden feststellen: Der pH-Wert ist deutlich gesunken.

Ein Bad für die Sinne

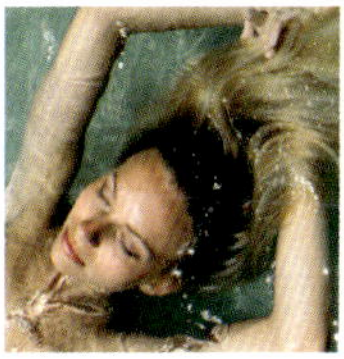

Je nach weiteren Inhaltsstoffen können Bäder verschiedene Wirkungen auf unsere Psyche haben. Zusätzlich zum Salz können Sie ätherische Öle verwenden: Gönnen Sie sich mit einem Rosenbad ein Fest für die Sinne.Es wirkt harmonisierend, beruhigt die Nerven und öffnet das Herz.
Und so geht's: Ein bis zwei Handvoll frische Rosenblütenblätter auf ein großes Baumwolltaschentuch legen. Zwei bis drei Tropfen naturreines ätherisches Rosenöl darüber träufeln. Den Stoff zusammenrollen und die Enden mit einer Kordel zusammenbinden. Das Badewasser einlaufen lassen, das basische Badesalz und das Rosensäckchen hinzugeben. Für eine Extraportion Luxus können Sie sorgen, indem Sie ein paar Rosenblüten am Badewannenrand platzieren und Kerzen anzünden.

Duschen – Aber bitte mit Base!

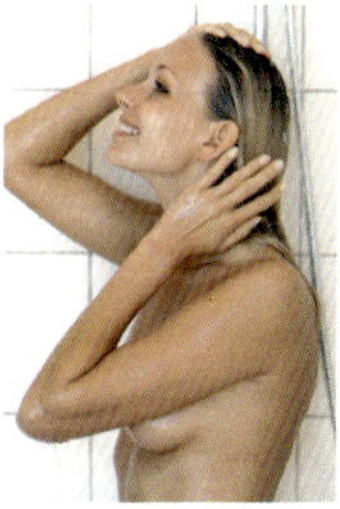

Basische Mineralstoffe eignen sich aufgrund ihrer feinen Konsistenz ideal für ein anregendes und hautpflegendes Duschpeeling. **Und so geht's:** Den Körper abduschen, etwas Salz in die Hand geben, anfeuchten und auf der feuchten Haut so lange einmassieren bis es sich vollständig aufgelöst hat. Das regt die Durchblutung an, entfernt abgestorbene Hautpartikel und macht die Haut schön glatt und weich. Die Steigerung in der Hautpflege: Mischen Sie nach dem Abduschen in Ihrer Hand etwa zwei Esslöffel basisches Salz mit etwas Oliven- oder Mandelöl, so dass eine zähflüssige Konsistenz entsteht. Massieren Sie damit die feuchte Haut ein und duschen Sie die Base-Öl-Mischung nicht ab. Der Effekt: superweiche, rosige Haut!

Durchblutungsfördernd: Basische Salz-Massagen

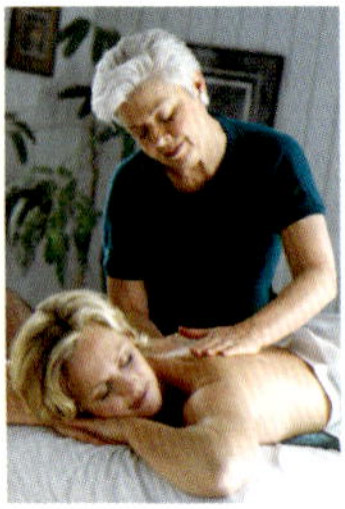

Mit wenig Öl vermischt können basische Mineralstoffe zur Massage verwendet werden. Das regt die Durchblutung und Ausscheidung über die Haut an und lockert eine harte, verspannte Muskulatur.
Besonders bewährt haben sich diese Basensalz-Massagen bei Cellulite (siehe Seite 81).

Variation mit Tiefenwirkung für Body & Soul:
Nach einer Massage mit einem Gemisch aus reichlich basischem Salz und Hautöl den Körper in ein Leinentuch einpacken und mit einer warmen Wolldecke zudecken. Das Peeling auf diese Art und Weise mindestens 30 Minuten einwirken lassen. Eine angenehme Wärme entsteht, Sie fühlen sich wohlig entspannt und Ihre Haut wird zart und weich! Wenn Sie in der Packung geschwitzt haben, gehen Sie danach unter die Dusche.

Die Wohltat: Basische Fußbäder

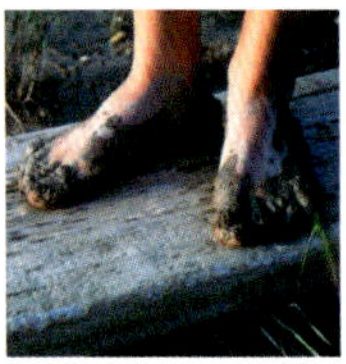

Oft behandeln wir sie stiefmütterlich: Unsere Füße. Sie tragen jeden Tag unser gesamtes Körpergewicht und bringen uns überall hin. Doch an ihre Pflege denken wir wenig. Unsere Füße helfen uns nicht nur beim Gehen und Stehen, sondern sie haben auch eine wichtige Ausscheidungsfunktion und an den Fußsohlen spiegeln sich alle Organfunktionen wider.
Viele Gründe also, um unseren Füßen mehr Aufmerksamkeit zu schenken – gerade auch im Winter, wenn sie oft in dickem Schuhwerk versteckt sind. Ideal hierfür: Das basische Fußbad!

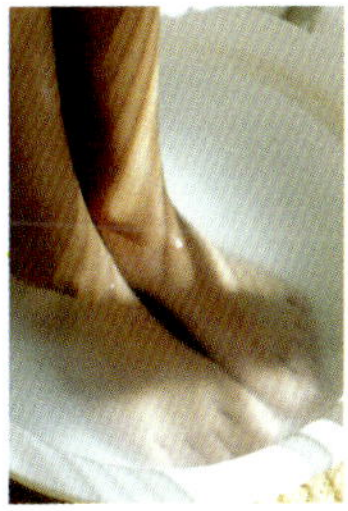

Fußbäder haben in der Naturheilkunde eine lange Tradition. Der Naturheilkundler Dr. h.c. Alfred Vogel sagte dazu: „Es ist wegen ihrer Ausscheidungen noch wichtiger als das tägliche Waschen unseres Gesichtes. Die Füße können als nützliche Ausscheidungsorgane betrachtet werden, und die Stoffe, die sie ausscheiden, sollten täglich weggeschafft werden. Für das Allgemeinbefinden hat diese Reinigung große Bedeutung."

Und so geht's: In eine entsprechende Schüssel rund drei Esslöffel basisches Mineralsalz geben, mit Wasser auffüllen und die Füße für eine halbe bis drei Stunden baden. Basische Fußbäder sollten Körpertemperatur haben (etwa 37°C). Wer unter Krampfadern leidet, sollte das Fußbad noch etwas kühler temperieren. Basische Fußbäder entschlacken sehr sanft und sind daher ideal zu Beginn einer Entgiftungskur, sie helfen bei Krampfadern, offenen Beinen und Fuß- und Nagelpilzbefall. Die entschlackende Wirkung wird gesteigert, wenn Sie Füße und Waden alle zehn Minuten mit einer Bürste abrubbeln. Fußbäder können Sie täglich durchführen.

Neben gesundheitlichen Aspekten ist ein basisches Fußbad ein wahrer Schönmacher für die Füße. Die Haut wird weich und geschmeidig und auch die Hornhaut an den Fußsohlen geht bei regelmäßiger Anwendung zurück.

pH 7,0 neutral

„Ein erfrischendes Gefühl im ganzen Körper stellt sich oft schon nach einem einstündigen Fußbad ein. Ich habe mir eine beheizbare Fußwanne zugelegt und stelle die Füße ins Fußbad während ich am Computer arbeite."

Bärbel Mohr - Bestseller Autorin

Schmerzlindernd: Basische Wickel

Feuchte oder warme Umschläge und Wickel haben eine lange Tradition in der Naturheil- und der Volksheilkunde - man denke nur an Omas Quarkwickel! Auch der berühmte naturheilkundige Pfarrer Sebastian Kneipp (1821-1897) wendete warme und kalte Wickel an, häufig kombiniert mit Heilpflanzen. Wickel können dort angebracht werden, wo Beschwerden bestehen. Je nach Anwendung können sie helfen das Immunsystem zu stärken oder Entzündungen, Halsweh, Hautprobleme, Stauungen oder rheumatische Beschwerden zu lindern.

Und so geht's: Ein Tuch passender Größe wird in zirka ½ Liter Wasser mit einem Teelöffel Basensalz getränkt und um oder auf die betroffene Stelle gelegt. Darüber kommt ein trockenes Baumwolltuch oder ein Frotteehandtuch und eine wärmende Decke. Die Anwendung sollte etwa 30 Minuten dauern. Bewährt haben sich diese Wickel bei Stauungen, Cellulite, Hautproblemen, Schuppenflechte, Neurodermitis, Leberbeschwerden und auch bei Wundliegen und offenem Bein. Welche Temperatur der Wickel haben sollte können Sie Ihrem Gefühl überlassen. In der Medizin gilt: Bei Entzündungen helfen kalte Umschläge. Ein kalter Basenwickel bei Knieschmerzen betäubt nicht nur die Schmerzrezeptoren, die in der Haut enden, sondern wirkt zugleich entzündungshemmend und abschwellend. Kalte Wickel viertelstündlich erneuern, weil sie sich sehr schnell erwärmen.

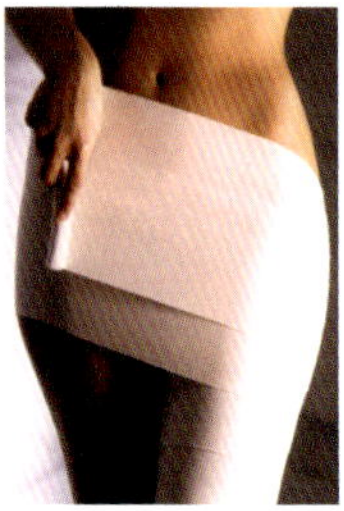

Entspannend: Basische Socken

Auch basische Socken haben ihren Ursprung bei den Wasseranwendungen des Pfarrer Kneipp. Er empfahl sie als wirkungsvolle und nebenwirkungsfreie Methode, wenn der Schlaf nicht kommen wollte.

Und so geht's: In etwa einem Liter warmen Wasser einen Teelöffel Mineralsalz lösen. Ein paar Wollsocken oder -kniestrümpfe hineingeben, vollsaugen lassen und anschließend gut auswringen, anziehen und ein paar größere trockene Wollsocken oder -kniestrümpfe darüber ziehen und sofort zu Bett gehen. Falls die Beine sehr kalt sind, vor dem Anziehen der basischen Socken Füße und Beine trocken abbürsten und eine Wärmflasche an die Füße legen.

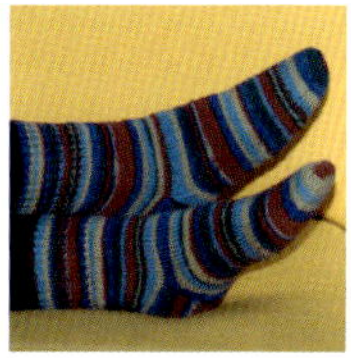

Die basischen Socken haben auf den ganzen Körper einen beruhigenden und entspannenden Effekt – bestimmt fallen Sie bald in einen wohltuenden Schlaf! Basische Socken sind besonders empfehlenswert bei geistiger Übererregung, kalten Füßen, bei Durchblutungs- und Schlafstörungen sowie bei Problemen mit Krampfadern.

Gesundmacher: Basischer Heilschlaf

Gesund werden im Schlaf – das muss für Sie nicht länger ein Traum bleiben! Probieren Sie es mal mit dem basischen Heilschlaf – am nächsten Morgen fühlen Sie sich wie neu geboren!

Und so geht's: Geben Sie etwa fünf Liter warmes Wasser und einen Esslöffel Mineralsalz in einen Plastikeimer. Weichen Sie für 15 Minuten folgende Kleidungsstücke aus Naturfasern ein: ein paar Socken oder Kniestrümpfe, eine lange Unterhose und ein langes Unterhemd. Gut auswringen, anziehen und einen trockenen Schlafanzug und trockene Socken/Kniestrümpfe darüber anziehen und sofort ins Bett gehen. Zunächst fühlt sich die feuchte Ganzkörperanwendung vielleicht etwas kühl an, aber im Nu wird sich in Ihrem Körper eine wohlige Wärme ausbreiten. Auch Pfarrer Kneipp und der Naturkundler Johann Schroth kannten die heilende Wirkung des Ganzkörperwickels. Die beiden Naturheilkundigen wandten ihn an, um die Ausscheidung von Schadstoffen und Stoffwechselendprodukten über die Haut zu fördern, die Selbstheilungskräfte anzuregen und das Immunsystem zu stärken.

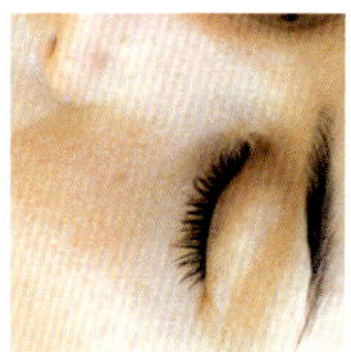

Traditionell: Das Salzhemd

Das Salzhemd – von Pfarrer Kneipp „Spanischer Mantel" genannt - ist eigentlich ein Teilkörperwickel. Hierfür wird ein langärmliges Naturfaserhemd in einer Basenlösung (½ Teelöffel Mineralsalz auf 1 Liter Wasser) getränkt und angezogen. Darüber einen trockenen Pullover ziehen und gut zugedeckt mindestens 90 Minuten oder über Nacht ruhen. Danach duschen. Das Salzhemd ist bewährt bei Grippe mit Fieber oder um den Stoffwechsel zu aktivieren.

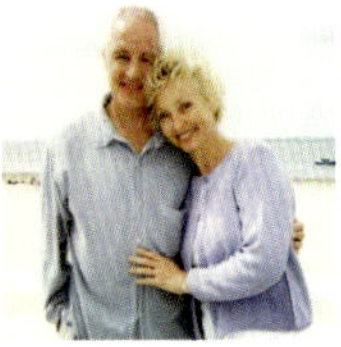

„Gesund bleiben und lange leben will jedermann, aber die wenigsten tun etwas dafür"

Pfarrer Sebastian Kneipp

Fitmacher: Die Nasenspülung

Tägliche Nasenspülungen haben im Yoga eine Jahrtausende alte Tradition. Mit basischen Salzen stärken sie die Abwehrkräfte des gesamten Kiefer-Stirn- und Nasennebenhöhlenraums. Bei Schnupfen oder einer Nasennebenhöhlenentzündung kann die Nasenspülung den Schleimabtransport und die Ausheilung unterstützen.

Und so geht's: Eine Prise basische Mineralsalze in etwas warmem Wasser in der hohlen Hand auflösen, den Mund geschlossen halten und die Lösung mit der Nase aufschniefen, bis die Flüssigkeit innen im Rachen hinunterläuft und ausgespuckt werden kann. Um die Nasenspülung zu erleichtern, können Sie sich eine Nasenspülkanne oder einen -becher kaufen.

Schönmacher: Basische Gesichtsmasken

Basische Gesichtsmasken verleihen Ihrem Gesicht den schnellen Frische-Kick! Schlechte Luft, UV-Strahlen und Stress strapazieren unsere Haut jeden Tag - besonders die des Gesichts. Gönnen Sie sich daher mindestens einmal pro Woche eine entspannende und hautverschönende Gesichtsmaske.

Reine Basenmaske

Für die reine Basenmaske lösen Sie in 30 ml warmem Wasser nur eine Prise basisches Salz – mehr könnte zu Hautreizungen in der zarten Gesichtspartie führen. In dieser Lösung ein dünnes Vliestuch tränken (ideal: eine Vliesmaske) und für 20 Minuten auf das vorher gereinigte Gesicht auflegen. Während der Einwirkzeit entspannt ruhen. Eine Basenmaske versorgt die Gesichtshaut mit wertvollen Mineralien und Spurenelementen und wirkt ausgleichend auf die Talgproduktion.

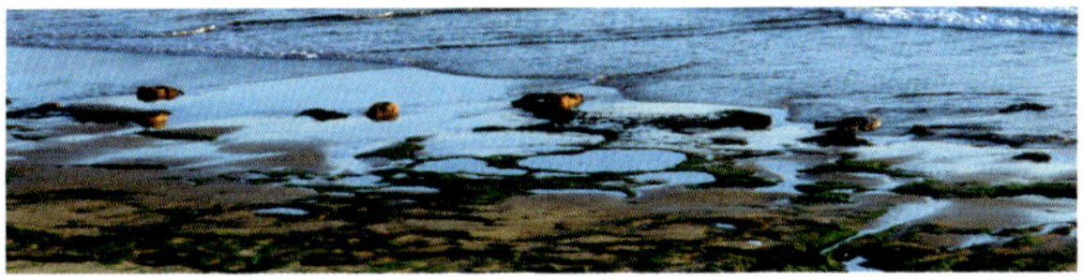

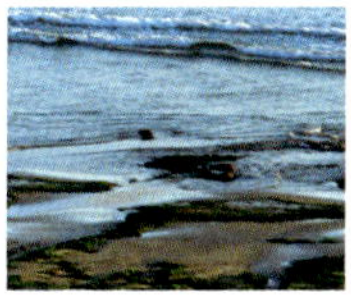

pH 7,0 neutral

Maske mit Thalasso-Effekt

Wenn Sie sich besonders müde und abgespannt fühlen, dann gönnen Sie sich einfach den Thalasso-Kick: Gesichtsmasken aus Meerschlamm und Algen bewirken eine Tiefenreinigung und eignen sich zur Pflege und Klärung aller Hauttypen. Rühren Sie in eine solche Maske zusätzlich noch eine Prise Mineralsalz mit ein. Diese Maske bringt Ihnen die Vorteile des basischen Salzes und pflegt die Haut intensiv, fördert die Feuchtigkeitsbildung und beugt Hautunreinheiten vor.

Beruhigungs-Masken

Masken, die strapazierte und gerötete Haut beruhigen, sollten neben einer Prise Mineralsalz zusätzlich auch einen Esslöffel grüne Tonerde und ein paar Tropfen reines Kamillenöl enthalten. Die Mischung mit etwas Wasser anrühren und für rund 20 Minuten direkt auf das Gesicht auftragen, dabei die Augenpartie aussparen. Anschließend die Maske mit einem warmen Tuch abnehmen und danach die Gesichtshaut kalt abspülen.

Wohltuende Kräuter-Kompressen

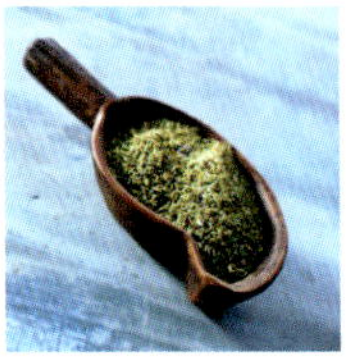

Basische Kräuter (siehe Seite 63) wirken hautberuhigend und fördern gleichzeitig die gesunde Hautdurchblutung. Kräuter-Kompressen können Sie selbst zubereiten.

Und so geht's: Ein Esslöffel basische Kräuter (am besten eine Mischung) in eine Schüssel geben und mit einem Liter heißen Wasser überbrühen. Ein paar Minuten bedeckt ziehen lassen, dann die Kräuter abseihen. In den Kräutersud noch eine Prise basisches Salz geben, dann ein Leinentuch eintauchen, auswringen und (nicht zu heiß!) auf das Gesicht auflegen. Die Kräuter-Kompresse etwa zehn Minuten einwirken lassen, anschließend das Gesicht kalt abwaschen.

Die gesunde Zahnpflege

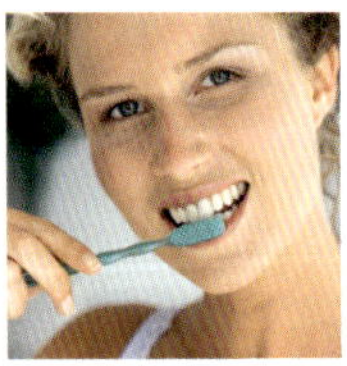

Eine Prise Mineralsalz täglich ins Mundwasser geben und damit spülen. Das hilft eine gesunde Mund- und Rachenflora aufrecht zu halten und ist eine ideale Kariesprophylaxe. Sie können etwas Mineralsalz auch direkt auf die Zahnbürste streuen und damit Zähne putzen und das Zahnfleisch sanft massieren. So beugen Sie Zahnfleischerkrankungen und der Entstehung von Zahnstein vor. Bei entzündetem Zahnfleisch geben Sie dem Mundwasser noch einen halben Teelöffel grüne Heilerde bei. Sie wirkt entzündungshemmend und bindet Giftstoffe.

Gut bei Cellulite: Base & Co.

Noch vor zwanzig Jahren war nur jede zweite Frau über 30 Jahre von Cellulite betroffen – heutzutage leidet fast jede darunter und sogar schon ganz junge Mädchen in pubertärem Alter haben bereits erste Anzeichen der unschönen Bindegewebsschwäche.
Cellulite tritt vornehmlich an Gesäß, Oberschenkeln und Oberarmen auf. Hauptursachen für die Erschlaffung des Bindegewebes sind vor allem Bewegungsarmut, Übergewicht und chronische Übersäuerung durch Fehl- und Überernährung, Hormonumstellungen, aber auch die erbliche Veranlagung kann bei Cellulite eine Rolle spielen.
Erste Anzeichen von Orangenhaut lassen sich durch den so genannten „Kneiftest" erkennen: Wenn Sie die Haut, z.B. am Oberschenkel, zwischen zwei Fingern zusammenschieben, zeigen sich an von Cellulite betroffenen Partien Dellen oder ein schrumpeliges Aussehen: die Orangenhaut.

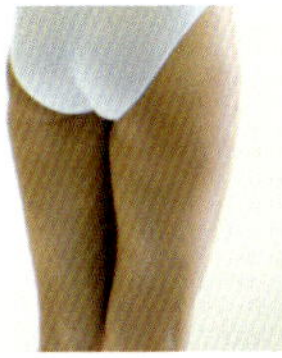

Geben Sie der Cellulite keine Chance!

Sie können selbst viel tun, um der Bildung von Orangenhaut vorzubeugen oder auch bereits bestehende Cellulite zu bessern. Grundsätzlich sollten Sie, wie in diesem Buch beschrieben, Ihre Ernährung umstellen, viel Wasser und basische Getränke zu sich nehmen, ein Bewegungsprogramm in Ihren Tagesablauf integrieren und wenn nötig langsam und langfristig Gewicht abbauen.
Durch die ausreichende Zufuhr von Basenstoffen können die im Bindegewebe abgelagerten Säuren neutralisiert und ausgeschieden werden.
Ebenso wichtig sind basische Anwendungen wie Basenbäder, -peelings und Massagen. Wichtig für Sie zu wissen: Nur regelmäßige Anwendungen versprechen Erfolg und: Cellulite muss immer gleichzeitig von innen und außen therapiert werden!

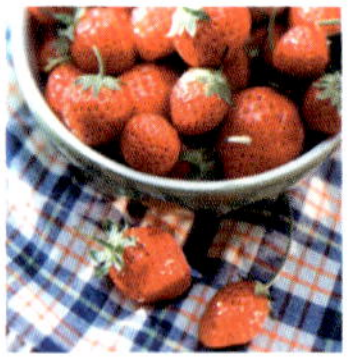

8 Tipps gegen Cellulite

Tun Sie etwas für Ihre Gesundheit und Ihre Schönheit: Tun Sie etwas gegen Cellulite! Mit diesen acht Tipps können Sie Schritt für Schritt eine Verbesserung bei den unschönen „Dellen“ erreichen:

Tipp 1:

Stellen Sie Ihre Ernährung um und reduzieren Sie übersäuernde und fetthaltige Nahrungsmittel. Wenn Sie eine Diät machen möchten gilt: Am erfolgreichsten in Bezug auf die Orangenhaut ist eine langsame Gewichtsreduktion. Wenn die Pfunde zu schnell purzeln, bleibt die Orangenhaut nach der Gewichtsabnahme noch sichtbar.

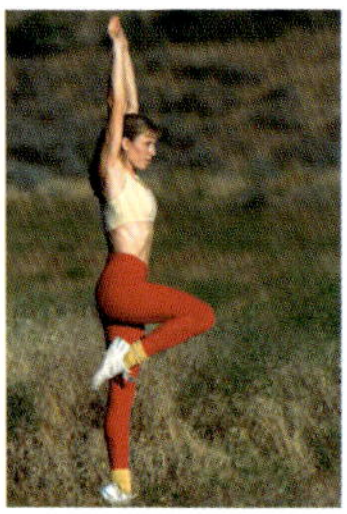

Tipp 2:

Regelmäßige Bewegung ist das A und O! Denn Bewegung regt den Lymphfluss an, und der ist wichtig zum Abtransport von Schlacken aus dem Gewebe. Besonders günstig wirken sich auf den Lymphfluss Hüpfen und Springen aus: Ideal sind daher Sportarten wie Joggen, Trampolin- und Seilspringen.

Tipp 3:

Eine täglich durchgeführte Massage regt die Durchblutung an, sorgt für straffe Haut und lässt der Cellulite keine Chance! Egal ob mit Luffa, Sisal, Rosshaar oder Noppen – die tägliche Massage nach dem Duschen bringt Sie in jedem Fall auf Trab! Beginnen Sie bei den Füßen und arbeiten Sie in kleinen Strichen in Richtung Herz. Bauch, Po und Brust mit Kreisen bearbeiten und zuletzt die Arme zum Herzen hin. Wer auch dem Rücken was Gutes tun möchte, sollte sich eine Bürste mit langem Stiel besorgen.

Tipp 4:

Auch Körperpeelings regen die Durchblutung an und können dadurch zu einer wesentlichen Verbesserung des Hautbildes beitragen. Ideal ist ein Körperpeeling mit basischem Mineralsalz: Und so geht's: Rühren Sie in eine Hand voll Mandelöl einen Esslöffel Salz und fünf Tropfen Rosmarinöl ein. Die betroffenen Partien gut anfeuchten und mit dem Peeling abrubbeln anschließend erst warm dann kalt abduschen.

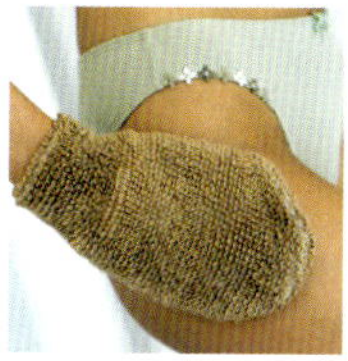

Tipp 5:

Neben den regelmäßigen Basenbädern sollten Sie zwischendurch auch Badezusätze gegen Orangenhaut verwenden, z.B. einige Tropfen Wacholder- und Zypressenöl. Der Wacholder hat eine erwärmende Wirkung und regt den Körper zur Verbrennung der zugeführten Kalorien an. Zypressenöl wirkt entgiftend auf das Bindegewebe und festigt die Hautstruktur. Ätherische Öl erst in das eingelaufene Badewasser geben, sonst verflüchtigen sie sich zu schnell durch die Wärme.

Tipp 6:

Weil sich bei Cellulite Schlacken im Gewebswasser stauen, unterstützen Sie den Kampf gegen die unschöne Orangenhaut erfolgreich mit entstauenden und entschlackenden Drinks. Als besonders entschlackend gelten Lindenblütentee, Brennnesseltee und Gurkensaft.

Tipp 7:

Trinken Sie jeden Tag drei Liter gutes Wasser! Das trägt dazu bei, dass Schlacken- und Giftstoffe besser aus dem Körper ausgeschieden werden können!

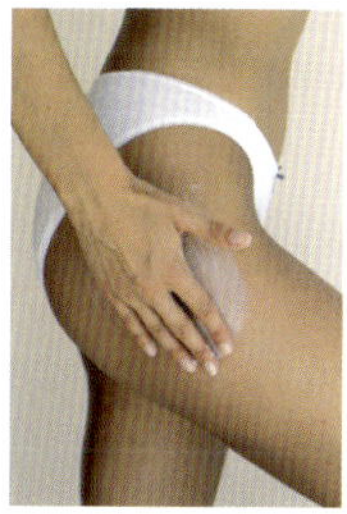

Tipp 8:

Massieren, massieren, massieren! Sie können sich Ihr persönliches Anti-Cellulite Massageöl leicht selbst herstellen.

Und so geht's: Geben Sie in 100 ml Aprikosenkernöl fünf Tropfen Rosmarinöl und zehn Tropfen Orangenöl. Die betroffenen Partien täglich morgens und abends damit einmassieren.

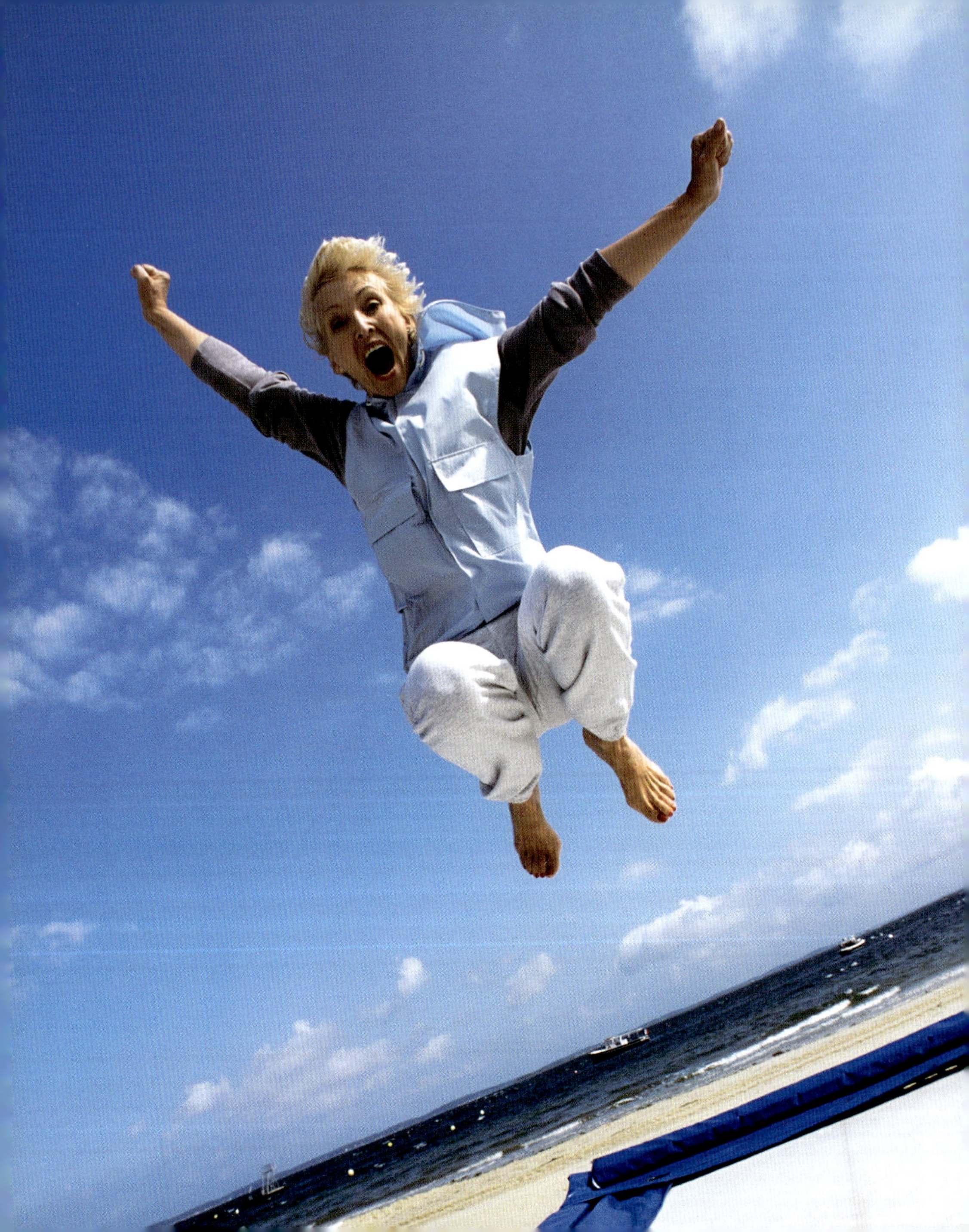

Kapitel 5

Ihr Basenkur-Programm für eine Woche

Gesundheit, Vitalität und Wohlbefinden!

Egal, ob Sie bisher nicht genug auf Ihre Ernährung achteten, unschöne Cellulite haben oder Übergewicht abbauen wollen – eine Basenkur mit Ernährungsumstellung, basischen Anwendungen und regelmäßiger Bewegung gibt Ihrem Stoffwechsel neue Impulse und hilft alte Schlacken loszuwerden. Das Zusatzplus: Allein diese Umstellungen bewirken, dass die Pfunde purzeln – Sie müssen dabei weder kalorienreduziert essen noch hungern!
Nachfolgend finden Sie eine Basenkur für eine ganze Woche: Mit leckeren Rezeptvorschlägen für alle Mahlzeiten des Tages und Bewegungsübungen für den Morgen. Denn das bringt den Kreislauf richtig auf Trab.
Die Kur entlastet Darm und Stoffwechsel und reinigt den Körper innen und außen. Die Augen strahlen und der Teint wird frisch und klar. Wohlbefinden und Vitalität kommen wie von Zauberhand zurück.
Wenn Sie diese positiven Wirkungen erfahren haben, werden Sie sicher eine längere Entschlackungskur durchführen wollen. Wenden Sie sich dafür an erfahrenen Therapeuten. Sie werden erstaunt sein, wie Beschwerden zurück gehen oder ganz verschwinden und der gesundheitliche Gewinn als auch der damit verbundene Gewichtsverlust neue Lebensenergie und ein gesundes Aussehen hervorbringen.

pH 5.2 sauer

„Wenn du nicht bereit bist, dein Leben zu ändern, kann dir nicht geholfen werden. "

Hippokrates

Fünf Tipps, die die Basenkur noch wirkungsvoller machen!

Tipp 1:
Trinken Sie während der Basenkur täglich bis zu einem Liter basischen Kräutertee und mindestens die doppelte Menge gutes Wasser!

Tipp 2:
Machen Sie täglich eine basische Anwendung (Bäder, Wickel, Massagen, Masken, etc.). Das unterstützt den Stoffwechsel in der Säure- und Giftausscheidung über die Haut.

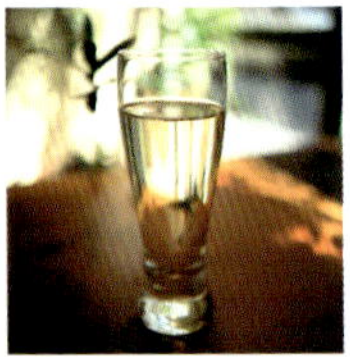

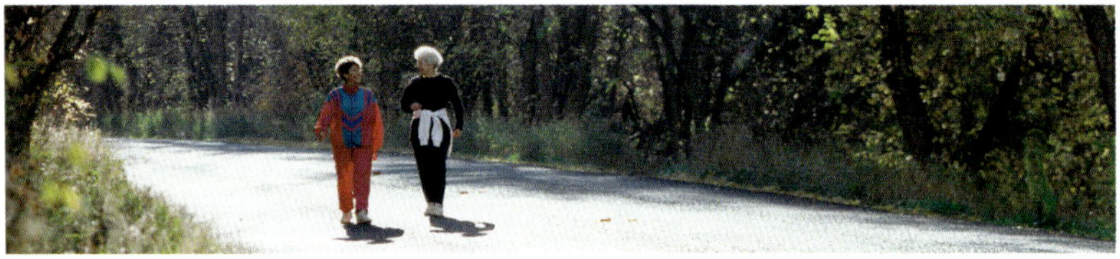

Tipp 3:
Durch ein tägliches Bewegungsprogramm an der frischen Luft bringen Sie nicht nur Ihre Durchblutung in Schwung, sondern Sie nutzen auch bei der Tiefenatmung die Lungen zum Ausscheiden von Säuren.

Tipp 4:
Lösen Sie sich vom Alltag – machen Sie in dieser Woche, was Ihnen Spaß macht: Tanzen, lesen, Musik hören, Faulenzen, Sauna, Schwimmen, Ausschlafen! Stress und Reizüberflutung sollten Sie während einer Basenkur möglichst vermeiden.

Tipp 5:
Aktivieren Sie den Lymphfluss, um den Schlackenabtransport zu unterstützen: Fragen Sie in einer guten Massagepraxis nach einer Lymphdrainage.

Fastenkrise

Beim Basenfasten – selten auch bei einer Basenkur – kann es zu einer so genannten Fastenkrise kommen, wenn sich im Körper sehr große Schlackendepots befinden, die zu schnell mobilisiert werden. Dann können Stimmungsschwankungen, Unwohlsein, Kreislaufbeschwerden und Kopfschmerzen auftreten. Möglich ist auch, dass Sie sehr stark schwitzen, besonders nachts, und dass Ihre Haut zunächst zu Unreinheiten oder Irritationen neigt. Halten Sie durch und geben Sie nicht auf! Denn all das sind Anzeichen dafür, dass Ihr Körper mit dem Entgiftungsprozess begonnen hat. Treten solche unliebsamen „Symptome“ bei basischen Kuren auf, sollten Sie sehr viel Wasser, Gemüsesäfte und Kräutertee trinken, um Ihren Organismus beim Abtransport von Giftstoffen zu unterstützen. Wichtig sind auch regelmäßige Anwendungen wie basische Bäder und Fußbäder, Wechselduschen sowie Massagen und Peelings.

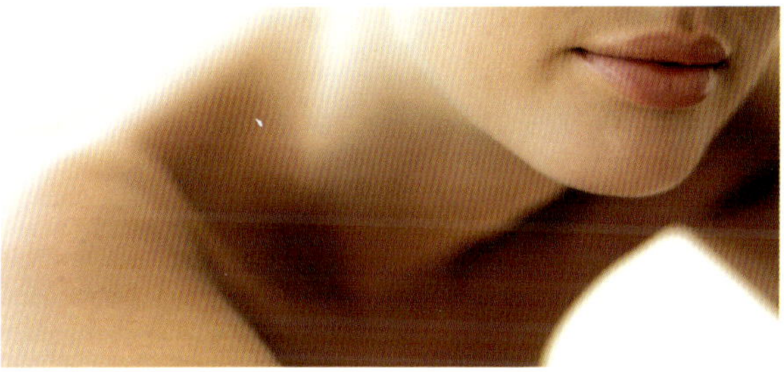

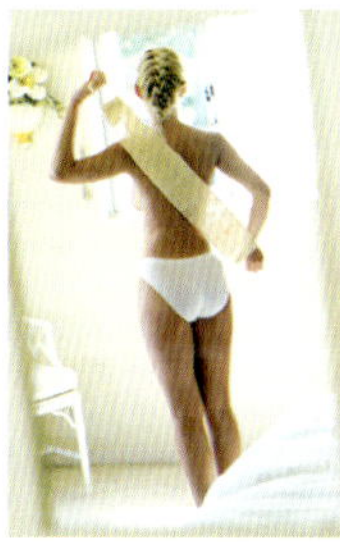

Bei der hier vorgestellten milden Form der Basenkur tritt in der Regel keine Fastenkrise ein, weil der Stoffwechsel sehr sanft umgestimmt wird. Wenn Sie aber beim Basenfasten ein oder zwei Wochen nur Gemüsesäfte und Brühe zu sich nehmen, dann könnten in den ersten Tagen stärkere Entgiftungsreaktionen auftreten.

Das Basenkur-Programm

Tag 1

Die Nieren anregen!

Es gibt bestimmte Fitness-Übungen, durch die die Nierenfunktion angeregt wird. Diese einfache, aber wirkungsvolle Übung kennen Sie bestimmt: Das Radfahren. Legen Sie sich dazu mit dem Rücken auf eine weiche Unterlage, heben Sie die Füße in die Luft und führen Sie jetzt für rund fünf bis zehn Minuten Radfahrbewegungen aus. Das hilft auch bei müden Beinen, Lymphstau und Venenproblemen.

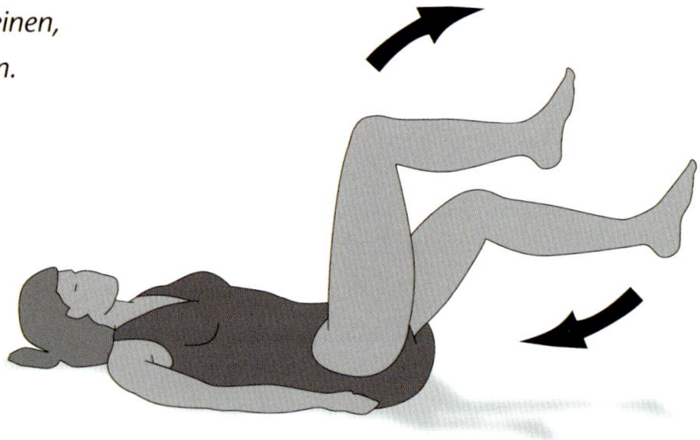

Frühstück:
2 Scheiben Vollkornknäckebrot mit etwas Süßrahmbutter,
Tomaten- und Gurkenscheiben belegen,
1 Glas frisch gepresster Karottensaft und dazu basischer Kräutertee.

Zwischenmahlzeit am Vormittag:
1 weiche Avocado (direkt aus der Schale löffeln)
½ Liter basischer Kräutertee

Mittagessen: Ofengemüse mit Fenchel	
2 kleine Fenchelknollen	*100 ml basische Gemüsebrühe*
5 kleine Kartoffeln	*etwas Olivenöl*
1 kleine Zwiebel	*1 Knoblauchzehe*
2 Tomaten	*Thymian, Rosmarin*
einige schwarze Oliven	*Lorbeer, Kräutersalz, Pfeffer*

Fenchel und Kartoffeln putzen, vierteln und kurz in Wasser dämpfen. Eine feuerfeste Form mit Olivenöl einfetten, den abgetropften Fenchel mit den Kartoffeln hineinlegen, Kräuter und Gewürze dazugeben. Die kleingehackte Zwiebel in einer Pfanne in Olivenöl andünsten, die geviertelten Tomaten und den kleingehackten Knoblauch hinzufügen und kurz anbraten. Die Gemüsebrühe hinein geben. Die Oliven halbieren und unterrühren. Mit Salz und Pfeffer abschmecken. Aus der Pfanne direkt über das vorgegarte Gemüse schichten und alles rund 20 Minuten bei 180 Grad im Ofen backen.

Zwischenmahlzeit am Nachmittag:
1 Glas frisch gepresster Gemüsesaft mit
1 Messerspitze Sango - Korallenpulver

Abendessen: Gemüsesuppe	
1 kleine Zucchini	*¼ Liter Wasser*
1 Teelöffel basische Gemüsemischung	*50 g Tofu*
etwas Olivenöl	*Kräuter-Meersalz, Pfeffer, Knoblauch*

Wasser mit Gemüsemischung zum Kochen bringen und die in Würfel geschnittene Zucchini dazugeben. Kurz köcheln lassen bis die Zucchini halb weich ist. Etwas von der Brühe, das Öl und den Tofu in den Mixer geben und glatt cremig rühren. Zucchini und die restliche Brühe hinzufügen und mit Kräutern und Gewürzen abschmecken.

Tag 2

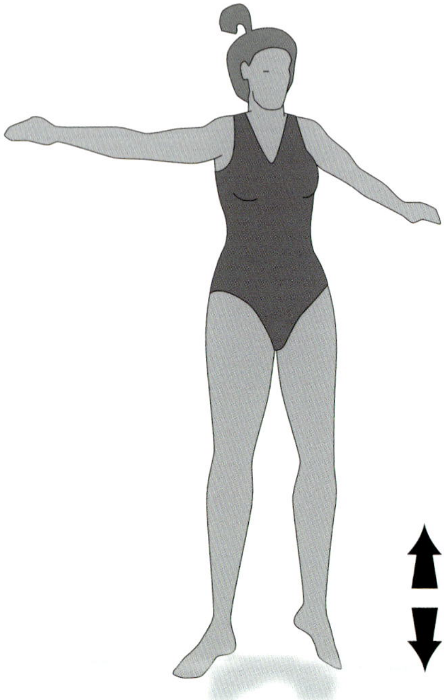

Fit durch das Trampolin!

Durch die Auf- und Abwärtsbewegung beim Hüpfen auf dem Minitrampolin werden Schlackendepots gelöst und gleichzeitig Lymphfluss und Durchblutung angeregt. Ideal: Hüpfen Sie vor dem geöffneten Fenster auf dem Trampolin und atmen Sie die frische Luft dabei tief ein! Wenn Sie kein Minitrampolin haben: Seilhüpfen hat eine ähnliche Wirkung.

Frühstück:	
1 Schälchen gekochte Hirse	*1 gelbe Banane (nicht zu reif)*
Banane zerdrücken, mit einem Spritzer frischem Zitronensaft verrühren und die Hirse unterheben, dazu basischen Kräutertee und 1 Teelöffel Heilerde in Wasser angerührt.	

Zwischenmahlzeit am Vormittag:
½ Liter Tee aus basischen Kräutern
1 Glas Papayasaft

Mittagessen: Kartoffelgnocchi
(Für 2 Portionen. Eine Portion im Kühlschrank aufbewahren, sie wird am 4.Tag benötigt)

300 g Kartoffeln, 1 Ei *etwas Kartoffelmehl, Kräutersalz*
geriebene Muskatnuss *½ Bund Basilikum, 2 Esslöffel Süßrahmbutter*
Für den Salat: Endiviensalat, 1 rote Paprika, Senf, Olivenöl, etwas Wasser

Salat und Paprika klein schneiden, Senf mit Öl und Wasser mischen, über den Salat geben.

Kartoffeln mit der Schale garen, schälen und durch die Kartoffelpresse drücken. Zu der Kartoffelmasse das Ei, Salz und eine Prise geriebene Muskatnuss sowie etwas Kartoffelmehl hinzufügen, so dass die Masse gut formbar ist. Aus diesem Teig fingerdicke Rollen formen und etwa 2 cm lange Stücke abschneiden. Die Gnocchi in leicht siedendem Salzwasser ziehen lassen bis sie nach oben steigen, herausnehmen und kurz abtropfen lassen. Basilikum waschen und in Streifen schneiden. Butter zerlassen und die Gnocchi mit dem Basilikum darin schwenken.

Zwischenmahlzeit am Nachmittag:

½ Liter Tee aus basischen Kräutern
1 Glas frisch gepresster Selleriesaft mit
1 Messerspitze Sango - Korallenpulver

Abendessen: Avocadosuppe

¼ Liter Basenbrühe, 1 Avocado *½ Teelöffel Speisestärke, Kräuter*

Basenbrühe kurz aufkochen, die Stärke mit etwas kaltem Wasser verrühren und zu der Brühe geben. Die Avocado schälen und mit Brühe und Kräutern im Mixer pürieren und sofort servieren.

Tag 3

Die Bauchdurchblutung anregen!

Auf eine weiche Unterlage auf allen Vieren hinknien („Katzenstellung"). Beim Einatmen den Bauch nach unten hin ausdehnen und den Kopf anheben, beim Ausatmen einen runden Katzenbuckel machen und den Kopf zum Brustbein hin anziehen. Kraftvolles Ein- und Ausatmen sorgt vor allem für mehr Durchblutung im Bauchraum.

Das regt auch den Stoffwechsel an und versorgt den Körper mit mehr Sauerstoff.

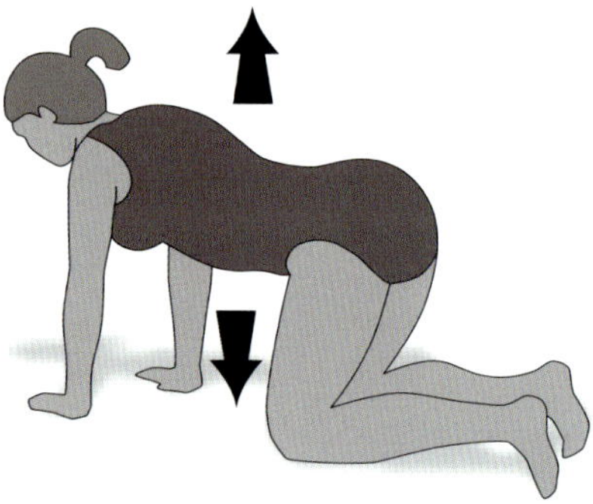

Frühstück:
1 Scheibe Dinkelvollkornbrot, belegt mit Süßrahmbutter,
Tomatenscheiben, frischer Petersilie und frischer Kresse,
1 Glas frischer Tomatensaft und dazu basischer Kräutertee.

Zwischenmahlzeit am Vormittag:
½ Liter Tee aus basischen Kräutern
1 kleine Kohlrabi

Mittagessen: Bunter Salat mit Avocado-Sauce	
1 Karotte, 1 Apfel	*1 Avocado*
einige Blätter vom Weißkohl	*¼ l Karottensaft*
1 kleine Gurke	*Saft von 1 Zitrone*
1 Fenchelknolle	*Senf, Knoblauch, Kräuter-Meersalz,*
¼ Sellerieknolle	*Pfeffer, Kümmel, frische Kräuter*

Karotte, Apfel, Gurke, Fenchel, Sellerie und die Weißkohlblätter klein schneiden oder raspeln. Avocado, Senf, Knoblauch, Kräuter-Meersalz, Pfeffer, Kümmel und fein gehackte frische Kräuter im Mixer pürieren, Säfte hinzugeben und die Sauce mit dem Salat gut vermengen.

Zwischenmahlzeit am Nachmittag:
1 Tasse Tee aus basischen Kräutern
1 Glas frisch gepresster Gurkensaft mit
1 Messerspitze Sango - Korallenpulver

Abendessen: Rote-Bete-Gemüse	
1 - 2 Rote Bete (je nach Größe)	*½ Liter Basenbrühe, Meer-Kräutersalz*
2 Schalotten	*1 mittelgroße Kartoffel*
1 - 2 kleine Zweige Rosmarin	*geriebene Zitronenschale*

Rote-Bete (roh) schälen und in Streifen schneiden (Handschuhe beim Schälen sind zu empfehlen, da Rote-Bete sehr stark abfärbt!). Die Schalotten schälen und ebenfalls in Streifen schneiden. Rote-Bete und Schalotten im geschlossenen Topf etwa 25 Minuten in ca. ½ Liter Basenbrühe dünsten. Den kleingehackten Rosmarin und die geriebene Zitronenschale hinzufügen. Zu dem Gemüse die Kartoffel servieren. Achtung: Die Kartoffel extra kochen oder dünsten, weil sie sonst verfärbt.

Tag 4

Dehnung für die Körpermitte!

Diese Übung aus dem Yoga dehnt große Körperbereiche in der Körpermitte: Legen Sie sich mit dem Rücken auf eine weiche Unterlage und stellen Sie die Füße auf. Nun drücken Sie Po und Rücken vom Boden weg, so dass Ihr Oberkörper nur noch mit dem Schulterbereich aufliegt. Einige Sekunden so verharren und dabei entspannt tief ein- und ausatmen.
Dann von den Schultern über die einzelnen Wirbel langsam abrollen.

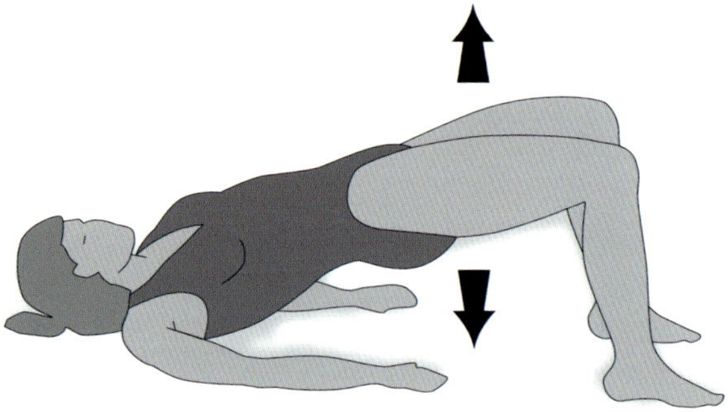

Frühstück:
2 Tomaten und 10 - 12 schwarze Oliven mit dem Pürierstab zu Mus
verarbeiten mit Salz, Pfeffer und frischer Petersilie abschmecken und mit
1 Schälchen gekochtem Buchweizen vermischen.
Dazu 1 Glas frisch gepresster Karottensaft
und basischer Kräutertee

Zwischenmahlzeit am Vormittag:
½ Liter Tee aus basischen Kräutern
50 g getrocknete Apfelringe

Mittagessen: Kartoffelgnocchi mit Gemüse und Gurkensalat
(Heute verwenden wir die zweite Hälfte der Kartoffelgnocchi vom 2. Tag)

1 kleine Aubergine — *1 kleine Zucchini*
1 kleine Tomate — *Olivenöl, 20 g Pinienkerne*
Für den Salat: ½ Salatgurke, frischer Dill, Essig, Olivenöl, Knoblauch, Kräuter-Meersalz

Die Gurke in dünne Scheiben schneiden, Öl und Essig mit Salz, Knoblauch und Dill vermischen und über die Gurke geben.

Die Aubergine, die Tomate und die Zucchini waschen und in Würfel schneiden.
Im Olivenöl in der Pfanne dünsten, dann die gekochten Kartoffelgnocchi beifügen und erwärmen.
Die Pinienkerne ohne Fett kurz anrösten und auf das Gemüse geben.

Zwischenmahlzeit am Nachmittag:

1 Tasse Tee aus basischen Kräutern
1 Glas frisch gepresster Rote Bete Saft mit
1 Messerspitze Sango - Korallenpulver

Abendessen: Kichererbsenmus mit Vollkornbrot

1 kleine Dose Kichererbsen — *Saft einer Zitrone*
2 kleine Tomaten — *½ grüne Paprika*
Salz, Pfeffer, frische Petersilie — *Vollkornknäckebrot*

Die Kichererbsen, das zerkleinerte Gemüse, den Saft und die Gewürze mit dem Pürierstab cremig rühren.
Das Mus auf das Knäckebrot streichen und mit Petersilie bestreuen.

Tag 5

Schlacken einfach abtanzen!

Legen Sie sich heute rhythmische Musik auf und versuchen Sie nun Ihren Körper zur Musik zu „schütteln" – das bringt Körper, Seele und Geist in Topform! Schütteln Sie Arme, Beine, Oberkörper, Hüften, so wie es Ihnen gerade in den Sinn kommt. Zugegeben, das Schütteln sieht zunächst vielleicht etwas befremdlich aus, hat aber einen ähnlich guten Effekt wie das Trampolinspringen: Durch das Schütteln und die Vibration im Gewebe lösen sich Schlackendepots. Dabei tief ein- und ausatmen.

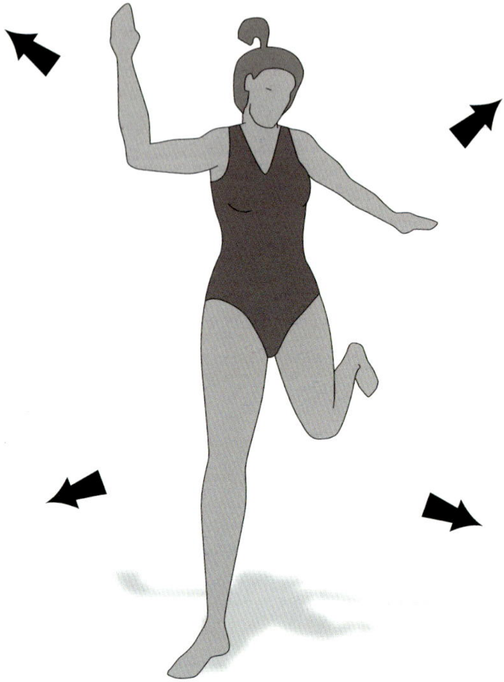

Frühstück:	
½ rote Paprika, ½ grüne Paprika	Tee aus basischen Kräutern
Paprika in feine Streifen schneiden, salzen und pfeffern. Ein Vollkornknäckebrot mit Süßrahmbutter bestreichen und mit den Paprikastreifen belegen.	

Zwischenmahlzeit am Vormittag:
½ Liter Tee aus basischen Kräuter
3 kleine Karotten

Mittagessen: Kürbis-Hirse-Risotto mit Salat

150 g Kürbisfleisch, 50 g Hirse	*150 ml Gemüsebrühe*
1 Zwiebel, 2 Kirschtomaten	*Knoblauch, frischen Schnittlauch*

Für den Salat: Grüner Salat, Mungobohnenkeimlinge, Tomaten, Essig, Olivenöl, Salz, Pfeffer.

Die Zutaten klein schneiden, den Zitronensaft mit dem Öl und den Gewürzen kräftig mischen und über den Salat geben.

Den Kürbis würfeln, tropfnass in den Topf geben und mit geschlossenem Deckel aufheizen. Dann die Hirse, die gewürfelte Zwiebel, den Knoblauch und die Gemüsebrühe unterrühren. Etwa 20 Minuten garen und ab und zu umrühren. Die Kirschtomaten vierteln, unterheben und mit dem in Röllchen geschnittenen Schnittlauch garnieren.

Zwischenmahlzeit am Nachmittag:

1 Tasse Tee aus basischen Kräutern

1 Glas frisch gepresster Karotten-Spinat Saft mit

1 Messerspitze Sango - Korallenpulver

Abendessen: Kartoffel-Karottensuppe

2 Karotten	*½ Bund Petersilie*
1 Kartoffel	*Vollkornknäckebrot*
¼ Liter Gemüsebrühe	*1 Glas frisch gepresster Karottensaft*

Das Gemüse schälen und würfeln, in der Brühe weich kochen und dann pürieren. Mit fein gehackter Petersilie bestreut servieren, dazu Vollkornknäckebrot und ein Glas Karottensaft.

Tag 6

Gegen Stress und Verspannungen!

Eine klassische Übung: die Kerze. Legen Sie sich hierfür mit dem Rücken auf eine weiche Unterlage und winkeln Sie die Beine zunächst an. Dann in die Horizontale ausstrecken und den unteren Rücken mit den Händen abstützen. Ideal ist es, wenn Sie diese Position bis zu drei Minuten halten und dreimal hintereinander wiederholen können. Sie hilft gut bei Verspannungen im Rücken und Nackenbereich und bei säurebedingten Ablagerungen.

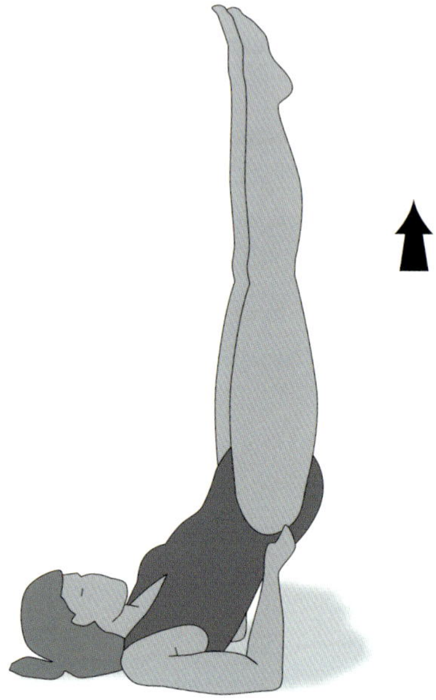

Frühstück:	
50 g Hirse, Rosinen	*Frischer Karottensaft*
Hirse mit Rosinen über Nacht in der doppelten Menge Wasser einweichen, fünf Minuten kochen und zehn Minuten ausquellen lassen. Mit frischem Karottensaft mischen.	

Zwischenmahlzeit am Vormittag:
½ Liter Tee aus basischen Kräuter
1 Glas Tomaten - Selleriesaft

Mittagessen: Kartoffel-Tomaten-Ragout

200 g Kartoffeln	*80 g Kirschtomaten*
20 g getrocknete Tomaten	*Kräuter-Meersalz, Rosmarin, Olivenöl*

Für den Salat: Feldsalat, Karotten, Sonnenblumenkerne, Öl, Zitronensaft, Sojasoße, Petersilie

Feldsalat waschen, Karotten klein schneiden, mit den Sonnenblumenkernen vermischen. Aus Olivenöl, Zitronensaft, Sojasoße und etwas Wasser eine Sauce herstellen, abschmecken und über den Salat geben.

Kartoffeln schälen und vierteln. Die getrockneten Tomaten klein schneiden, das Olivenöl in einen Topf geben und aufheizen, Gemüse und Rosmarin hinzugeben und bei mittlerer Hitze im geschlossenen Topf langsam garen. Ab und zu umrühren. Nach etwa 15 Minuten die geviertelten Kirschtomaten hinzufügen und mit geschlossenem Deckel, aber abgeschalteten Herd noch ca. 5 Minuten ziehen lassen.

Zwischenmahlzeit am Nachmittag:

1 Tasse Tee aus basischen Kräutern

1 Glas frisch gepresster Rote-Bete-Fenchel-Saft mit

1 Messerspitze Sango - Korallenpulver

Abendessen: Grüner Kartoffelsalat

5 kleine Kartoffeln	*1 Glas sauer eingelegte Gurken (ohne Zucker!)*
1 Bund Blattpetersilie	*Salz, Pfeffer*
frischer oder getrockneter Liebstöckel	*Olivenöl*

Kartoffeln mit Schale kochen, abkühlen lassen, pellen und würfeln. Gurken klein würfeln, Petersilie und Liebstöckel grob hacken und alles mischen. Saft aus dem Gurkenglas mit Öl mischen, abschmecken und über den Salat geben.

7. Tag

Der Hampelmann -
Die eigene Mitte finden!

Bravo! Bestimmt hat Ihr Organismus in dieser Woche eine Menge Säureschlacken und Giftstoffe abtransportiert und Sie haben jetzt ein ganz neues positives Körpergefühl. Stärken Sie es mit dieser Übung: Hinstellen, in die Grätsche springen und gleichzeitig die Arme nach oben spreizen und wieder in die Grundposition kommen. Toll, wenn Sie die Übung zehnmal hintereinander ausführen können!

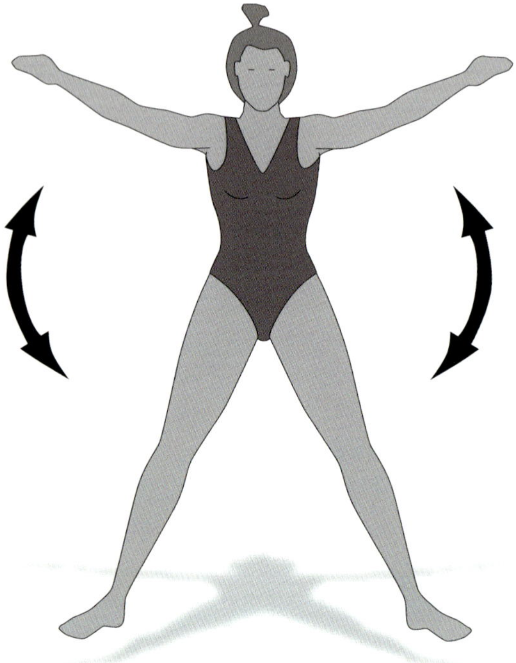

Frühstück:
1 Scheibe Vollkornbrot mit Süßrahmbutter,
dazu 3 frische Karotten
Tee aus basischen Kräutern

Zwischenmahlzeit am Vormittag:
½ Liter Tee aus basischen Kräutern
1 Hand voll Haselnüsse mit Rosinen

Mittagessen: Bunter Salat	
1 Tomate, ¼ Gurke	*5 Blätter Chicorée*
1 gelbe Paprika	*1 kleine Zucchini*
50 g gekochte Hirse	*200 g Feldsalat*
1 kleine Zwiebel	*Olivenöl, Essig*
1 Bund frische Petersilie	*Salz, Pfeffer*

Das Gemüse klein schneiden, mit der gekochten Hirse und dem Feldsalat gut vermengen. Öl und Essig kräftig verrühren. Die Zwiebel würfeln, die Petersilie hacken und in das Essig-Öl-Gemisch geben. Mit Salz und Pfeffer abschmecken und über den Salat gießen.
Dazu ein oder zwei Scheiben Knäckebrot.

Zwischenmahlzeit am Nachmittag:
1 Tasse Tee aus basischen Kräutern
1 Glas frisch gepresster Tomaten-Grapefruitsaft mit
1 Messerspitze Sango - Korallenpulver

Abendessen: Ofenkartoffeln	
4 kleine Kartoffeln	*Kräuter-Meersalz*
1 Zweig Rosmarin	*dazu saure Gurken (ohne Zucker)*
2 Esslöffel Olivenöl	

Die ungeschälten Kartoffeln gründlich waschen, dann halbieren. Den Rosmarinzweig klein schneiden und mit Olivenöl und dem Kräuter-Meersalz vermengen. Die Schnittflächen der Kartoffel mit dieser Kräuter-Ölmasse bestreichen und im Backofen bei ca. 180 Grad rund 15 Minuten backen.

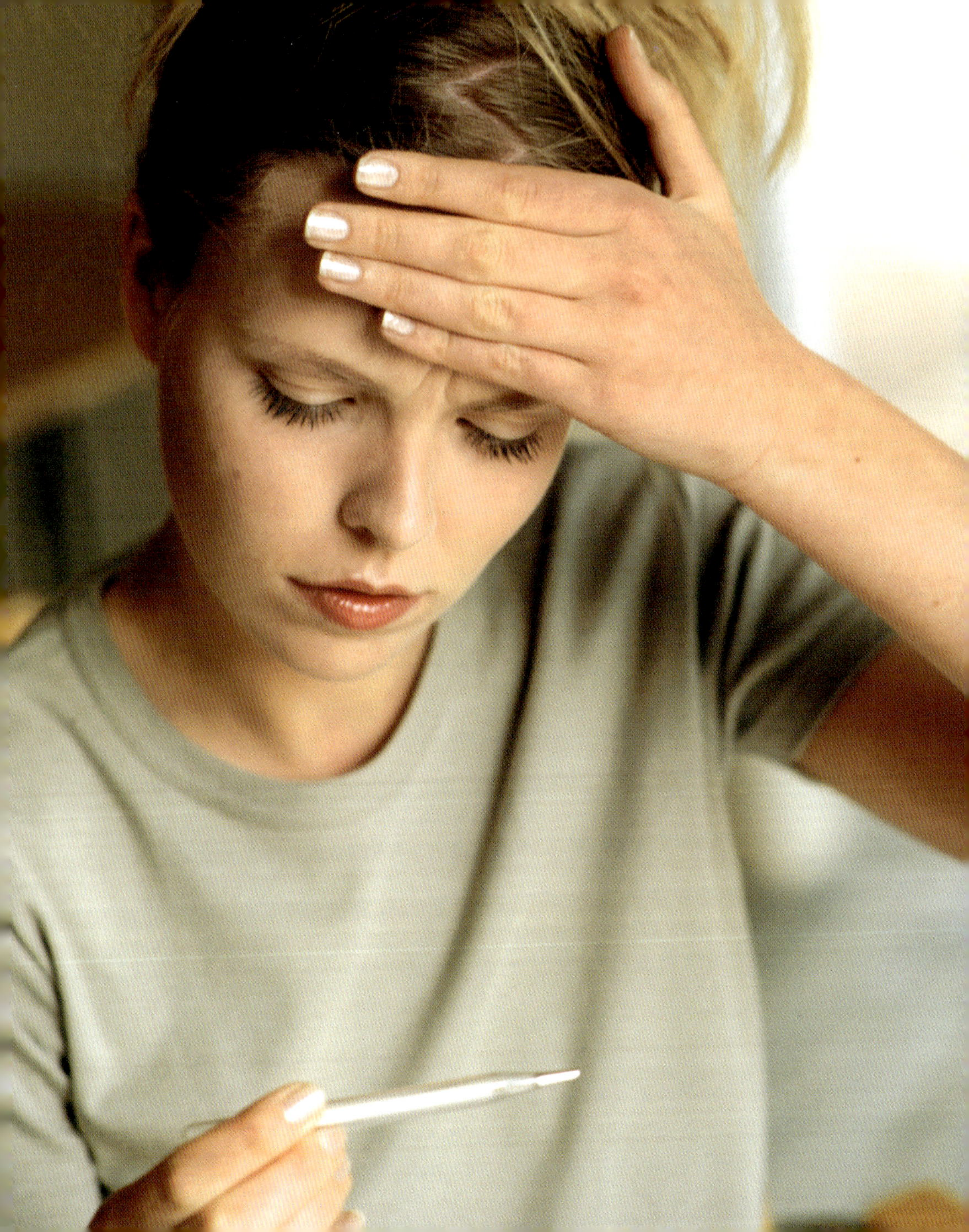

Kapitel 6

Säurebedingte Beschwerden und Erkrankungen von A-Z

Eine chronische Übersäuerung kann also ein gewichtiger Faktor bei der Krankheitsentstehung sein. Aber es muss vor dem Standpunkt gewarnt werden, dass ein Auslöser allein Ursache einer Krankheit ist. Wenn die Gesundheit angegriffen ist, dann ist das meist ein vielschichtiger Prozess, der von einem ganzheitlichen Standpunkt aus betrachtet werden muss. Es gibt viele verschiedene Faktoren auf verschiedenen Ebenen, die, wenn sie gleichzeitig auftreten, zu der Manifestierung einer Krankheit führen können.

Neben der Übersäuerung sind auch die psychische Situation eines Patienten, seine Veranlagung, Umweltgifte etc. auslösende Faktoren.

Aber eine gute Nachricht ist, dass eine Ernährungsumstellung häufig Besserung, neue Vitalität und Wohlbefinden bringen kann – und oftmals auch Heilung!

„So wie die Säure einen Rostfleck am Auto bewirkt, fressen die überschüssigen Säuren Löcher in unsere Gesundheit."

Dr. med. Michael Worlitschek ---- Allgemeinmediziner

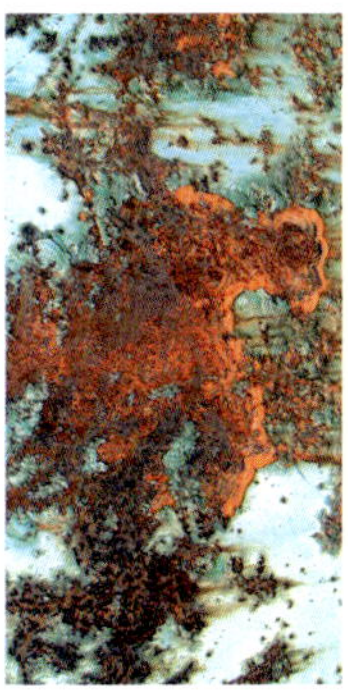

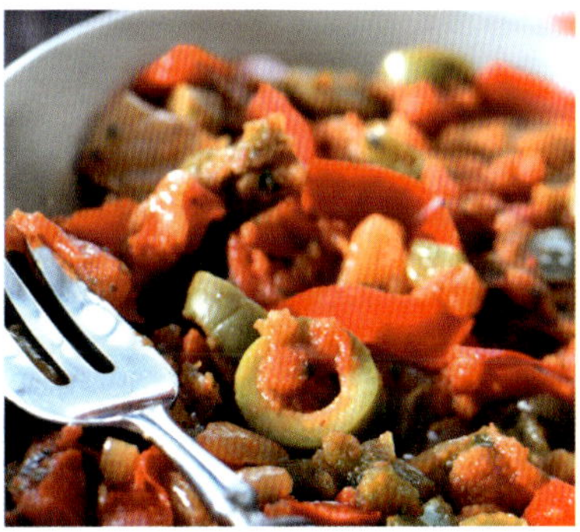

pH 3,5 sauer

Achsel-, Fuß- und Körperschweiß

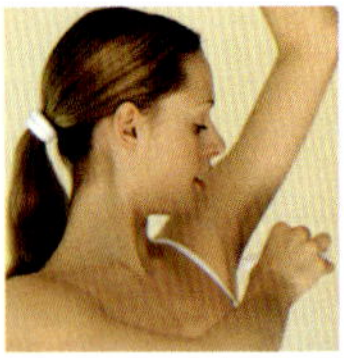

Schweiß dient dazu, den Wärmehaushalt des menschlichen Körpers zu regulieren. Das saure Sekret (mit einem pH-Wert von 4 – 6,8), das von den rund drei Millionen Schweißdrüsen des Körpers ausgeschieden wird, dient des Weiteren dazu, das Bakterienwachstum auf der Haut, insbesondere in den Achselhöhlen, zu hemmen. Schweiß hat keinen starken Eigengeruch. Der unangenehme Schweißgeruch tritt erst dann auf, wenn die abgesonderte Schweißflüssigkeit von Bakterien zersetzt wird. Bei übermäßigem Schwitzen kann aber auch eine Infektion mit Bakterienbefall für die vermehrte Schweißbildung verantwortlich sein.

Wird eine Infektion ausgeschlossen, kann eine chronische Übersäuerung die mögliche Ursache sein. Durch Schwitzen versucht der Körper überschüssige Säuren loszuwerden. In diesem Fall sollten Sie Ihre Ernährung umstellen und regelmäßig basische Mineralien zu sich nehmen, damit Sie Ihren Organismus beim Ausscheiden von Schlacken unterstützen. Anwendungen, wie basische Bäder, unterstützen den Entgiftungsprozess wirkungsvoll. Auch bei übermäßigem Fußschweiß werden Schlacken ausgeschieden, häufig sind dann die Nieren in ihrer Entgiftungsfunktion überlastet. In der Naturheilkunde werden die Füße daher häufig als „Hilfsnieren" bezeichnet. Eine Ernährungsumstellung und häufige basische Fußbäder können hier helfen.

Akne

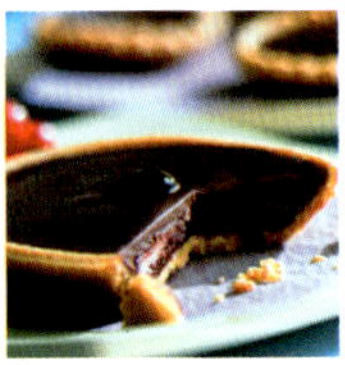

Viele Faktoren, die mit der Hormonumstellung im Pubertätsalter einhergehen, bewirken, dass die Haut übermäßig Fett produziert und Stauungen in den Talgdrüsen der Oberhaut entstehen. Diese Stauungen treten dann als Mitesser in Erscheinung. Wenn sich diese entzünden, entstehen rote, erhabene Pusteln, die sich mit Eiter füllen. Die Behandlung der Akne ist sehr schwierig und Dermatologen tappen weitgehend im Dunklen, wenn es um eine effektive Therapie geht. Verboten werden von Medizinern stark zucker- und fetthaltige Nahrungsmittel wie Mayonnaise, Fettgebackenes und Süßigkeiten – ein nur kleiner Ausschnitt der Säurebildner.

Besser ist: Kochen Sie für Ihre pubertierenden Sprösslinge ab sofort basisch! Zur gesunden Hautpflege sollten regelmäßig Basenbäder und -masken durchgeführt werden. Um die gesunde Funktion der Gesichtshaut zu unterstützen können Sie ein Gesichtswasser (einen Teelöffel basische Mineralsalze auf ½ Liter Wasser) zubereiten. Morgens und abends das Gesicht damit reinigen. Das unterstützt die natürliche Funktion der Haut und kann dazu beitragen, entzündliche Prozesse zu vermeiden.

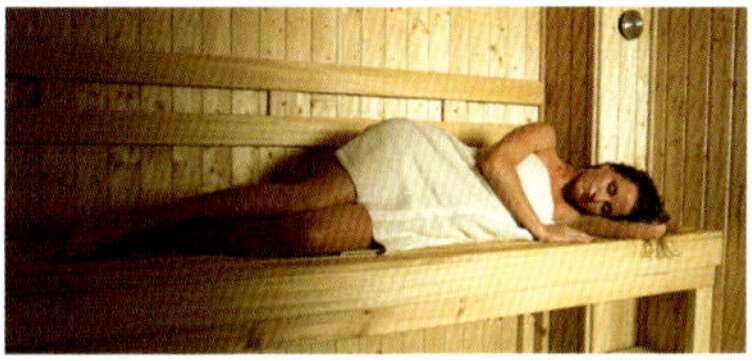

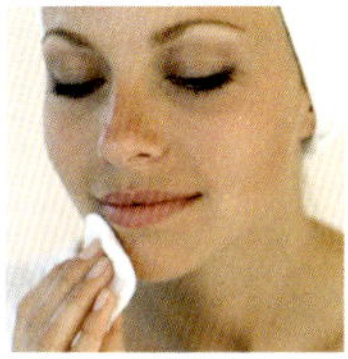

Allergien

Allergien werden zu Recht als Volkskrankheit bezeichnet, denn mittlerweile gibt es in den westlichen Industrieländern kaum noch jemanden, der nicht einmal im Leben unter einer Allergie oder einer Nahrungsmittelunverträglichkeit gelitten hat.

Mit Sicherheit spielen bei dem drastischen Krankheitsanstieg auch Umweltfaktoren eine große Rolle. Schadstoffe in Luft, Wasser, Boden und nicht zuletzt in unserer Nahrung schwächen das Immunsystem, reizen Haut, Schleimhäute und Atemwege und bereiten so Allergien den Weg. Pro Jahr kommen wir mit etwa 1000 neuen chemischen Verbindungen in Berührung – kein Wunder, dass unser Immunsystem verrückt spielt und plötzlich Harmloses bekämpft.

Ein direkter Zusammenhang zwischen Allergie und Übersäuerung wurde noch nicht nachgewiesen, jedoch wird bei den meisten Allergikern eine Übersäuerung mit Schlackenablagerungen beobachtet, was die Entgleisung des Immunsystems, wie sie bei einer Allergie vorliegt, begünstigt. Eine Umstellung auf Kost mit größerem basischen Anteil ist daher sehr wichtig.

Blähungen

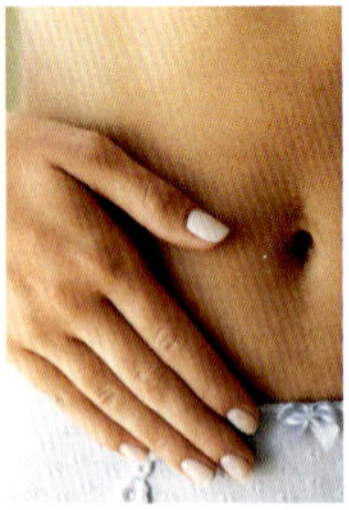

Blähungen müssen nicht unbedingt ein Krankheitsanzeichen sein. Denn in einem gewissen Rahmen ist es ganz normal, Gas im Darm zu haben: Pro Tag entweicht rund ein Liter davon aus dem Darm. Viele Speisen sind auch für ihre blähende Wirkung bekannt, wie etwa Bohnen, Zwiebeln und Kohl. Wer sich allerdings für Essen keine Zeit nimmt und alles hektisch ohne viel Kauen hinunterschlingt, schluckt einiges an Luft mit. Blähungen sind die Folge. Des Weiteren führen gerade Säurebildner, wie Weißmehl und Zucker, zur Gasentstehung bei Fäulnisprozessen im Darm und damit zu Blähungen. Durch die Umstellung auf basische Kost nehmen Sie den Blähungen sofort den Wind aus den Segeln und tragen gleichzeitig viel zu Ihrer Darmgesundheit bei! Hilfreich ist häufig auch eine Sanierung des Darmes. Die Naturheilkunde kennt hierfür viele Methoden, lassen Sie sich von einem naturheilkundigen Arzt oder Heilpraktiker beraten!

Cellulite

Eine basenreiche Ernährung in Kombination mit Bewegung und basischen Anwendungen kann Cellulite sichtbar eindämmen: Lesen Sie mehr über Cellulite auf Seite 81 ff.

Depression

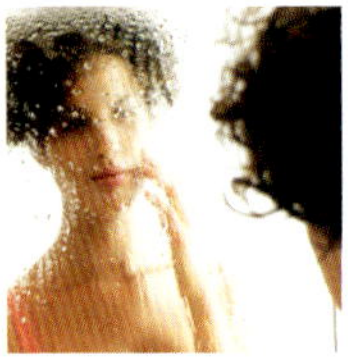

Wenn kein Wort des Trostes und des Zuspruchs bei Ihnen auf fruchtbaren Boden fällt, dann hat Sie die Depression erwischt. Depressionen können viele Ursachen haben, häufig findet man sie in der Seele – aber nicht immer. In vielen Fällen können Depressionen auch stoffliche Ursachen haben, die von einer Amalgambelastung bis hin zur chronischen Übersäuerung reichen, denn: Sauer macht nicht lustig! Ständig negative Gedanken machen sauer – positive basisch. Eine saure Stoffwechsellage legt sich erwiesenermaßen auch auf unser Gemüt. Sollten Sie also häufig in Stimmungstiefs fallen, probieren Sie es mal mit einer vitalisierenden Basenkur. Sind „stoffliche Ursachen" ausgeschlossen, dann scheuen Sie sich nicht, Hilfe bei einem Psychotherapeuten oder in Selbsthilfegruppen zu holen!

Diabetes mellitus

Bei Diabetes mellitus, der Zuckerkrankheit, handelt es sich um eine Funktionsstörung der Bauchspeicheldrüse, die nicht mehr ausreichend oder gar kein Insulin bildet. Insulin ist ein Hormon und hat die Aufgabe, den Zuckerspiegel im Blut zu senken. Da es sich bei Diabetes immer um ein ernst zu nehmendes Krankheitsgeschehen handelt, ist es äußerst wichtig, sich in ärztliche Behandlung zu begeben. Der Diabetes-Typ-II oder auch Altersdiabetes ist mit fast 95 % die am häufigsten vorkommende Diabetesform. Sie tritt meist erst nach dem 50. Lebensjahr auf. Weil sie sich eher schleichend entwickelt, wird der Altersdiabetes in manchen Fällen erst spät erkannt, wenn vielleicht schon Folgeerkrankungen aufgetreten sind. Diabetes-Typ-II gilt als Wohlstands- oder Zivilisationserkrankung, denn falsche Ernährung mit Übersäuerung und zu hohem Fettkonsum in Kombination mit Bewegungsmangel und dem daraus resultierenden Übergewicht gelten neben einer anlagebedingten Bereitschaft als Hauptrisikofaktoren für den Ausbruch der Erkrankung. Die Weltgesundheitsorganisation schätzt, dass es bis zum Jahr 2010 allein in Deutschland rund 10 Millionen Diabetikern geben wird! Am besten ist es natürlich, bereits vor dem Ausbruch der Krankheit die Ernährung auf ausgewogen basische und fettarme Kost umzustellen. Durch eine Ernährung, die der Übersäuerung entgegenwirkt, können Sie aber auch bei Altersdiabetes viel für einen ausgeglichen Blutzuckerspiegel tun und damit schweren Folgeerkrankungen vorbeugen.

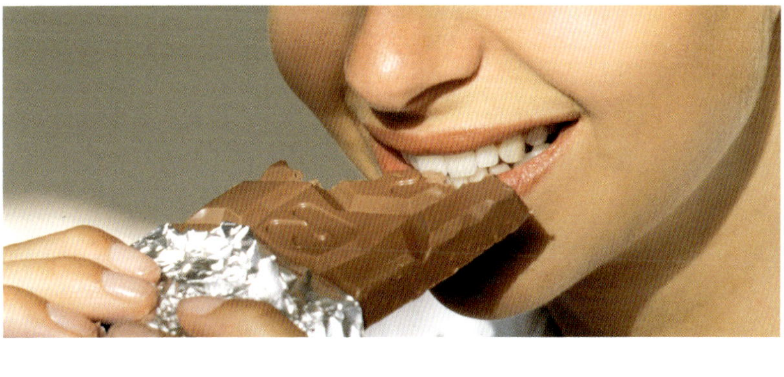

Fußpilz

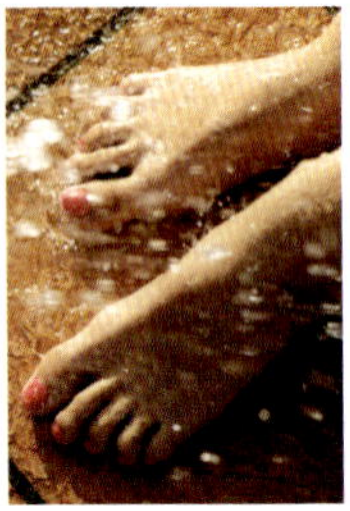

Fadenpilze gelten als Erreger von Infektionen in den Zehenzwischenräumen. Manche Therapeuten sind aber der Ansicht, dass es sich bei Fußpilz um ein Ekzem handelt – um eine Hautirritation, die durch ein Stoffwechselproblem ausgelöst wird.

Denn die Haut ist ein Ausscheidungsorgan. Ist der Körper übersäuert, müssen zu viele Säuren über sie ausgeschieden werden, dann kann es zu derartigen Hautproblemen kommen. Um die hartnäckigen Fußpilze wieder loszuwerden, bedarf es regelmäßiger und langfristiger Anwendungen. Am wichtigsten ist aber zunächst die Ernährungsumstellung, damit sich das Hautmilieu ändert. Zusätzlich sollten Sie regelmäßig, bei schweren Symptomen täglich, Fußbäder mit Basenzusatz durchführen. Die Zehenzwischenräume nach dem Fußbad trocken fönen.

Gallenbeschwerden

Stauungen, Entzündungen oder eine Steinbildung in der Galle verursachen vielerlei Beschwerden. Auch säureüberschüssige Ernährung und seelische Auslöser können im Endeffekt zu Gallenbeschwerden führen. Zur Entgiftung sollte dann unbedingt das Basenfasten in Betracht gezogen werden. Ein basisches Entgiftungsprogramm können Sie mit dem täglichen Trinken von Weizengrassaft und der Einnahme der grünen Süßwasseralge Spirulina unterstützen. Eine basische Ernährung wirkt einer Steinbildung in der Galle entgegen. Sie gewährleistet, dass die Gallenblase für ihre Arbeit immer ausreichend versorgt wird.

Gelenkerkrankungen

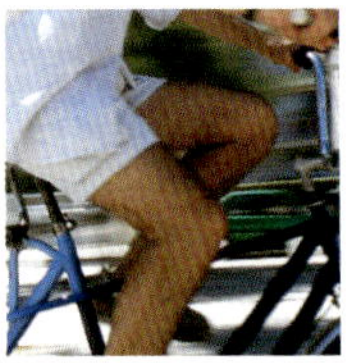

Schmerzen in den Gelenken bedeuten für viele Menschen eine qualvolle Einschränkung ihrer Bewegungsfähigkeit und damit der gesamten Lebensqualität. Die Ursachen für die verschiedenen Formen der Gelenkerkrankungen sind vielfältig. Diskutiert werden erbliche Veranlagungen, Störungen des Immunsystems, Abnutzungserscheinungen, Giftaufnahme über die Nahrung, Osteoporose, ein schlecht funktionierender Darm, Übersäuerung

des Körpers, Genussmittelmissbrauch und vieles andere. Ob Rheuma, Gicht oder Arthrose, in jedem Fall können eine Ernährungsumstellung in Richtung basischer Kost in Kombination mit basischen Anwendungen langfristig Besserung bringen. Knorpel und Knochen werden von Ablagerungen befreit und wieder mit den lebenswichtigen Mineralstoffen versorgt.
Nach einer Entsäuerung können durch basenüberschüssige Ernährung, Bewegung und viel Sauerstoff sogar Bandscheiben wieder regenerationsfähig werden und die verlorene Elastizität des Gewebes wieder aufbauen. Wichtig: Vermeiden Sie Übergewicht, um die Gelenke zu entlasten. Heiße Wickel mit basischen Mineralsalzen und Rosmarinöl auf schmerzende Gelenke aufgelegt, fördern die Durchblutung. Kalte Wickel mit Basensalz und Aloe vera kühlen und wirken entzündungshemmend und abschwellend.

Haarausfall

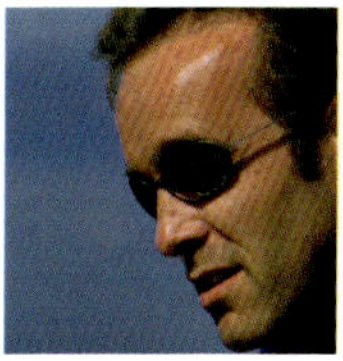

Etwa jedem zweiten Mann in Deutschland fallen früher oder später die Haare aus. Schulmedizin und Kosmetikindustrie machen eine vererbte Empfindlichkeit der Haarwurzeln gegen das Hormon Testosteron für den frühzeitigen Haarverlust verantwortlich. Zunächst entstehen an der Stirn die so genannten Geheimratsecken, später lichtet sich auch das Haar am Hinterkopf.
Diese Form des Haarausfalls betrifft zunehmend auch junge Männer und Sportler. Naturheilkundler sehen in dem frühzeitigen Haarausfall bei Männern die chronische Übersäuerung als Ursache. Der Haarboden ist normalerweise ein wahres Mineralstofflager. Benötigt der männliche Organismus Mineralien zum Säureabpuffern, zieht er sie zunächst aus dem Haarboden. Die Folge ist ein Nährstoffmangel der Haarwurzeln, die Haare fallen aus. Frauen hingegen leiden selten unter dieser Form des Haarausfalls, bei ihnen werden die Säuren im Bindegewebe zwischengelagert (Cellulite). Eine Ernährungsumstellung kann langfristig dazu beitragen, dass der Haarboden wieder remineralisiert und der Haarausfall gestoppt wird.

Hauterkrankungen

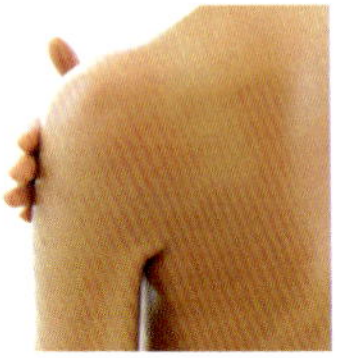

Hautsymptome wie Rötungen, Pusteln, Blasen, Verkrustungen, Trockenheit oder Juckreiz, können bei den Hunderten von verschiedenen Hautleiden auftreten. Vererbung, Nahrungsmittelallergien, psychische und hormonelle Faktoren sind die Auslöser, die die Schulmedizin nennt. Naturheilkundige sind sicher, dass auch die chronische Übersäuerung und der damit einhergehender Mineralstoffmangel eine große Rolle bei der Entstehung von Hauterkrankungen spielt. Denn durch die ständige Ausscheidung von zu viel Säuren über die Haut, wird sie gereizt und zusätzlich anfällig für Infektionen.

Eine basenreiche Ernährung, basische Anwendungen für die Haut und zusätzliche Gaben von Zink, Provitamin A und Omega-3-Fettsäuren haben sich schon bei vielen Hautbeschwerden gut bewährt.

Herz-Kreislauf-Erkrankungen

Herz- und Kreislauferkrankungen sind in den industrialisierten Ländern die Todesursache Nr. 1. Ablagerungen (Plaques) an den Gefäßwänden führen zur Arterienverkalkung und damit zu Durchblutungsstörungen und im schlimmsten Fall zu Herzinfarkt oder Schlaganfall.

Ursache dafür, dass sich unsere Gefäße verengen, ist unsere übersäuerte Ernährungsweise mit zu viel tierischen Fetten, Cholesterin, raffiniertem Zucker & Co. Manche nennen den Herzinfarkt daher auch den „Höhepunkt der Säurekatastrophe".

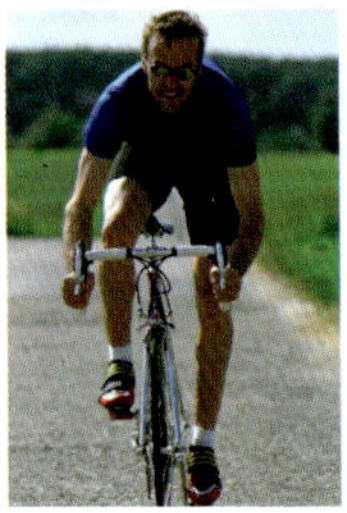

Gerade bei erhöhten Blutfettwerten kann die Umstellung auf eine vegetarische und basisch ausgerichtete Vollwerternährung von großem Nutzen sein. Essen Sie vorwiegend viel Obst und frisches Gemüse, tanken Sie viel frische Luft und sorgen Sie für ausreichend Bewegung. Die Muskulatur des Körpers ist der beste Masseur für Ihre Blutgefäße. Mit anderen Worten: Treiben Sie regelmäßig, aber maßvoll Sport!

Mykosen

Mykosen sind Erkrankungen, die auf einen Pilzbefall zurückgehen. Die meisten Pilze, die Krankheiten verursachen, können einem gesunden Menschen nichts anhaben, denn das Immunsystem kann sie im Zaum halten. Doch Stress, Übersäuerung, Antibiotika und Umweltgifte können den Körper so weit schwächen, dass Pilze sich rasant vermehren und zu mannigfachen Gesundheitsstörungen führen können.

Candida-Mykosen (Hefepilze) sind ein klassisches Beispiel dafür. Die Übersäuerung durch zu kohlenhydratreiche Ernährung (Weißmehl, Zucker) führen zu idealen Wachstumsbedingungen für diesen Pilz. Candida besiedelt zunächst die Schleimhäute von Mund, Speiseröhre, Magen und Darm, später auch von Blase und Vagina. Symptome sind Blähungen, Durchfall, Verstopfung, Jucken und Brennen in Mund, Hals, Vagina und am After. Hinzu kommen Müdigkeit, Leistungs- und Konzentrationsschwäche, Übelkeit, Schwindel und Kreislaufregulationsstörungen. Wird die Verbreitung des Pilzes nicht eingedämmt, können auch Ekzeme, Akne und Schuppenflechte auftreten. Ist der Darm erst einmal geschädigt, können unvollständig verdaute Eiweißstoffe durch die Darmwand hindurch ins Blut gelangen und dort zu Unverträglichkeiten und Allergien führen. Candidabefall ist ein Chamäleon unter den Krankheiten: Jeder Mensch kann zunächst mit anderen Symptomen reagieren. Auch Stuhluntersuchungen sind nicht immer zuverlässig, da sich die Pilze in regelrechten Nestern im Darm festsetzten, die oft so gut in Darmfalten geschützt sind, dass unter Umständen das Labor im Stuhl nichts feststellen kann. Darum dauert es manchmal relativ lange bis die Krankheit richtig erkannt wird und durch geeignete Diät und Medikation bekämpft werden kann. Ohne strenge kohlenhydratarme Ernährung, Basenüberschuss und den weitgehenden Verzicht auf tierisches Eiweiß ist eine Candidabehandlung nicht sehr aussichtsreich: Kohlenhydrate in jeder Form, besonders Zucker, sind die Leibspeise von Candida albicans. Also sind für die Betroffenen auch Honig, Fruchtzucker und süßes Obst tabu.

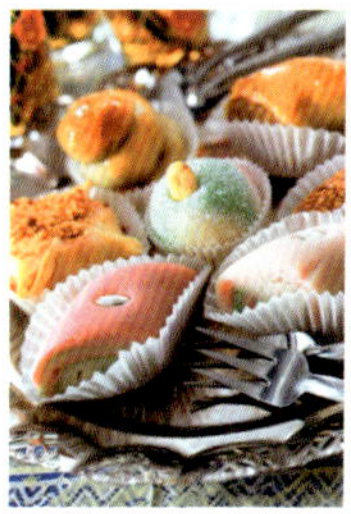

Nierenbeschwerden

Bei Nierenbeschwerden handelt es sich häufig um eine bakterielle Infektion. Dann sind Bakterien aus der Harnröhre aufgestiegen und haben sich in den Nieren festgesetzt. Bei Nierenschmerzen oder Nierenerkrankungen sollte in jedem Fall die Diagnose eines Arztes eingeholt werden.

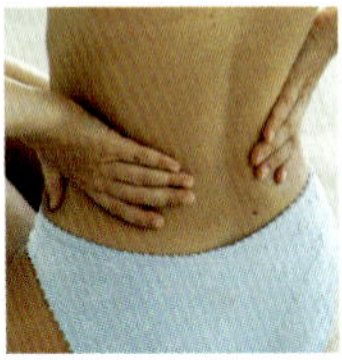

Häufig sind unsere Nieren aber auch einfach überlastet, denn als wichtiges Ausscheidungsorgan haben sie bei einer Übersäuerung des Organismus ordentlich zu tun! Wichtig ist dann eine basische Kost, viel trinken, Nierentee, Wärme und Bettruhe.

Um dem Organismus nachhaltig Wärme zuzuführen empfiehlt sich das aufsteigende Fußbad aus der anthroposophische Medizin: Nehmen Sie über 10 Minuten ein Fußbad mit drei Teelöffeln basischem Salz und fügen Sie stetig wärmeres Wasser hinzu. Danach warme Wollsocken überziehen.

Osteoporose (Knochenschwund)

Kalzium-Räuber meiden!

- *Tabak*
- *Kaffee*
- *Alkohol*
- *Zucker*
- *Fleisch*

Bei der Osteoporose handelt es sich um das Nachlassen der Knochendichte. Erst wenn die Knochen so schwach sind, dass das Körpergewicht nicht mehr getragen werden kann, spricht man von einer Krankheit. Die ersten Alarmzeichen sind Rückenschmerzen oder Rundrücken. Bei der Osteoporose nimmt die Knochenmasse ab, die Knochenstruktur wird schwammartig und die Festigkeit lässt somit nach. Die Medizin diskutiert verschiedene Theorien in Hinblick auf die Entstehung von Osteoporose. Doch kennt man den Zusammenhang mit der chronischen Übersäuerung, ist es einleuchtend, dass die Entmineralisierung dadurch zustande kommen kann, dass Kalzium aus den Knochen abgebaut wird, um den Säureüberschuss abzupuffern. Das betrifft insbesondere Frauen in der Postmenopause. Mit der nachlassenden Hormonproduktion in den Wechseljahren greift der Organismus stärker auf die Kalzium-Depots in den Knochen zurück, um überschüssige Säuren abzupuffern.Wichtig für unsere Knochen ist eine basenüberschüssige Ernährungsweise, Vitamine und Mineralstoffe und genügend Bewegung an der frischen Luft. Als Nahrungsergänzung sollte bei bestehender Osteoporose zusätzlich täglich und langfristig Sango - Korallenpulver eingenommen werden (siehe Seite 64).

Tinnitus und Hörsturz

Sausen, Brummen, Pfeifen oder Rauschen im Ohr – Tinnitus (Ohrgeräusche) und Hörsturz (plötzlicher Verlust des Gehörs) kommen in den letzten Jahren immer häufiger vor. Zur Behandlung werden durchblutungsfördernde Medikamente verordnet – doch in vielen Fällen helfen sie den Betroffenen nur kurzfristig oder gar nicht. Ihnen soll dann mit Entspannungstechniken oder Verhaltenstherapien geholfen werden, mit den Ohrgeräuschen besser leben zu können. Doch die Betroffenen sollten nicht aufgeben und in jedem Fall durch eine Basenkur und Umstellung ihrer Kost versuchen, ihre Stoffwechsellage zu verbessern. Denn das Blut, als Transporteur von Sauerstoff, Nährstoffen und auch Giften, erreicht in den allerkleinsten Blutgefäßen alle Teile unseres Körpers, auch das Innenohr. Bereits kleinste Ablagerungen können die Durchblutung des Innenohrs beeinträchtigen und Auslöser für diffuse Ohrenbeschwerden sein. Ist die Stoffwechsellage nicht mehr sauer, verändern sich auch die Fließeigenschaften des Blutes, die Durchblutung und damit auch die Versorgung mit Sauerstoff und Nährstoffen wird verbessert. Probieren Sie es!

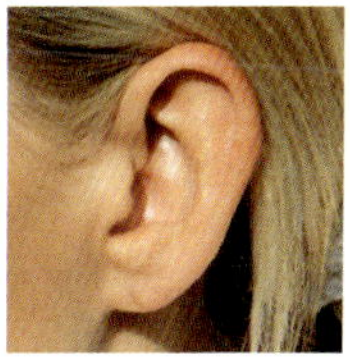

Verdauungsbeschwerden

Chronische Verstopfung als Folge einer Darmträgheit ist ein weit verbreitetes Übel in den industrialisierten Ländern. Die Folgen unzureichender Darmentleerung sind Blähungen, Unwohlsein, Völlegefühl und auch manifeste Erkrankungen. Sie entstehen durch die Fäulnis- und Gärungsgifte, die sich bilden, wenn der Nahrungsbrei zu lange im Darm bleibt. Schließlich wird auch die Darmschleimhaut beeinträchtigt. Sie wird durchlässig für Allergene, kann die benötigten Nährstoffe nicht mehr ausreichend aufnehmen und Pilze und Bakterien können den Darm besiedeln und das Unheil noch beschleunigen. Auch bei chronischer Magenschleimhautentzündung, Entzündung der Dickdarmschleimhaut, Reizdarm und vielen weiteren diffusen Magen- und Darmbeschwerden ist es empfehlenswert: Stellen Sie auf basische Kost um! Sie wirkt der Übersäuerung entgegen und liefert mit viel Obst und Gemüse einen hohen Anteil an Ballaststoffen, die die gesunde Darmbewegung fördern und vielen Beschwerden damit ein Ende setzen.

Anhang

Literaturverzeichnis

Dr. med. Michael Worlitschek
Original Säure-Basen-Haushalt
Haug Verlag, Stuttgart

Halima Neumann
Stop der Azidose,
Allergien und Haarausfall
Fürhoff Verlag, Starnberg

Dr. med. dent. Beck
Durch Entsäuerung zu seelischer
und körperlicher Gesundheit
Buchdienst Oetinger, Öhringen

Hermann Straubinger
Übersäuerung
Weltbild Verlag, Augsburg

Reinhard Danne,
Sango Meeres-Korallen
Eigenverlag

Dr. med. Robert M. Bachmann
Dr. Birgit Kofler-Bettschart
Leicht abnehmen durch
Säure-Basen-Balance
Trias Verlag, Stuttgart

Masaro Emoto
Die Botschaft des Wassers
Band 1 und 2
Koha Verlag, Burgrain

Burgersteins
Handbuch Nährstoffe
Haug Verlag, Stuttgart

Franz Arnoul
Der Schlüssel des Lebens
Reichl Verlag, St. Goar

Prof. Arnold Ehret
Die schleimfreie Heilkost
Waldthausen Verlag

Schauen Sie auch ins Internet

www.toxikator.de
www.saeure-basen-forum.de
www.saeure-basen-therapie.de
www.betterbones.com
www.gesundheitsbegleitung.de

Sachverzeichnis

Nahrungsmitteltabellen

Die nachfolgenden Tabellen sind eine wertvolle Orientierungshilfe für den Einkauf und die Zusammenstellung von basischer und saurer Kost. Die angegebenen Zahleneinheiten sind keine pH – Werte, sondern geben an, wie basisch (+) oder wie sauer (-) die verschiedenen Lebensmittel im Körper wirken. Die angegeben Werte sind durchschnittliche Richtwerte, denn je nach z.B. Sorte oder Erntezeit können die Werte leicht nach oben oder unten variieren.

Auch das Stoffwechselgeschehen ist individuell verschieden: Je stärker bereits eine chronische Übersäuerung gegeben ist, desto stärker säuernd können auch schon geringe Säureanteile auf den Organismus wirken. Die angegebenen Zahleneinheiten beziehen sich immer auf frische Ware im Freilandanbau – nicht auf Dosenkost!

Obst	
Avocado	*+10*
Ananas	*+5*
Apfel	*+4*
Aprikose	*+6 - +15*
Banane	*+10*
Birne	*+3*
Brombeeren	*+6*
Datteln	*+5*
Erdbeeren	*+3*
Feigen, getrocknet	*+20 - +27*
Heidelbeeren	*+4*
Himbeeren	*+5*
Johannisbeeren	*+3*
Kirschen	*+5*
Korinthen	*+20*
Mandarinen	*+11*
Mango	*+15*
Orangen	*+9*
Papaya	*+20*
Pflaumen	*+5*
Pfirsich	*+5*
Rosinen	*+15*
Stachelbeeren	*+7*
Weintrauben	*+6*
Zitronen	*+9*

Gemüse und Pilze	
Auberginen	*+4*
Artischocken	*-4*
Blumenkohl	*+3*
Bohnen	*+5*
Erbsen	*+5*
Gurke	*+31*
Karotte	*+10*
Kartoffel	*+7*
Kastanien	*+20*
Knoblauch	*+2*